Ratgeber Akzeptanz- und Commitment-Therapie (ACT)

Ratgeber zur Reihe Fortschritte der Psychotherapie
Band 57

Ratgeber Akzeptanz- und Commitment-Therapie (ACT)
Prof. Dr. Jan Philipp Klein, Dr. Ronald Burian

Jan Philipp Klein
Ronald Burian

Ratgeber Akzeptanz- und Commitment-Therapie (ACT)

Wege zu einem sinnerfüllten und lebendigen Leben

hogrefe

Prof. Dr. Jan Philipp Klein, geb. 1977. Facharzt für Psychiatrie und Psychotherapie sowie für Psychosomatische Medizin und Psychotherapie. Seit 2012 Leiter der Arbeitsgruppe Psychotherapieforschung sowie seit 2017 leitender Oberarzt der Kliniken für Psychiatrie, Psychosomatik und Psychotherapie an der Universität zu Lübeck.

Dr. Ronald Burian, geb. 1966. Facharzt für Psychiatrie und Psychotherapie. Seit 1996 in der Abteilung für Psychiatrie, Psychotherapie und Psychosomatik des Evangelischen Krankenhauses „Königin Elisabeth Herzberge“ in Berlin tätig. Seit 2015 ACT-Trainer der internationalen Fachgesellschaft ACBS.

Bibliografische Information der Deutschen Nationalbibliothek
Die Deutsche Nationalbibliothek verzeichnet diese Publikation in der Deutschen Nationalbibliografie; detaillierte bibliografische Daten sind im Internet über http://dnb.dnb.de abrufbar.

Hogrefe Verlag GmbH & Co. KG
Merkelstraße 3
37085 Göttingen
Deutschland
Tel. +49 551 999 50 0
Fax +49 551 999 50 111
info@hogrefe.de
www.hogrefe.de

Illustrationen: Ronald Burian, Berlin
Sprecherin der Audioübungen: Annika Bolbeth, Berlin
Tonstudio: Boris Israel, Condor Recording, www.crstudios.de, Berlin
Umschlagabbildung: © Guido Cozzi / Atlantide Phototravel via Getty Images
Satz: Michael Kleine, Hogrefe Verlag GmbH & Co. KG, Göttingen
Druck: mediaprint solutions GmbH, Paderborn
Printed in Germany
Auf säurefreiem Papier gedruckt

1. Auflage 2024

(E-Book-ISBN [PDF] 978-3-8409-3216-8; E-Book-ISBN [EPUB] 978-3-8444-3216-9)
ISBN 978-3-8017-3216-5
https://doi.org/10.1026/03216-000

Inhalt

Vorwort und Danksagung

Liebe Leserin, lieber Leser,

das Buch, welches Sie gerade in die Hand genommen haben, ist ein Ratgeber, der sich an einer bestimmten Form der Psychotherapie orientiert, der Akzeptanz- und Commitment-Therapie (Abkürzung: ACT). ACT wurde federführend vom amerikanischen Psychologen Steven C. Hayes sowie Mitarbeitenden an der Universität Nevada in Reno entwickelt. Im Laufe der Jahre arbeiteten zahlreiche Therapeutinnen und Therapeuten in der ganzen Welt an der Weiterentwicklung der ACT und wendeten diese Therapie in immer mehr Bereichen an.

Aus vielen wissenschaftlichen Studien wissen wir, dass ACT wirksam ist, insbesondere bei der Verminderung von Belastungen durch Ängste, Depressionen und Schmerzen. Aber auch bei der Bewältigung von Stress und vielen anderen psychischen Problemen ist ACT wirksam. Die vorhandenen Studien zeigen auch, dass die Anwendung von ACT nicht nur die Lebenszufriedenheit verbessert, sondern auch die Fähigkeit fördert, bei auftretenden Belastungen weiter die Dinge zu verfolgen, die einem im Leben wirklich wichtig sind.

Heute wird ACT daher längst nicht nur in der Behandlung von psychischen Problemen eingesetzt, sondern auch dann, wenn Menschen durch körperliche Beschwerden stark belastet sind. ACT kann auch Menschen helfen, die den Eindruck haben, dass ihr Leben scheinbar die Richtung und den Sinn verloren hat. Und ACT kann Menschen helfen, die merken, dass ihre Sehnsüchte auf eine schmerzhafte Art und Weise unerfüllt sind, und dass ihr Leben sich aus diesem Grund nicht mehr lebendig anfühlt, sondern wie festgefahren oder leer.

Merke: Für wen ist dieses Buch geeignet?

Dieses Buch kann Ihnen helfen, wenn Sie zu einer (oder zu mehreren) der folgenden Gruppen gehören:

- Sie fühlen sich durch psychische Probleme belastet,
- Sie leiden schon lange unter körperlichen Symptomen,
- Sie fühlen sich orientierungslos und treten auf der Stelle,
- Sie fühlen sich emotional abgestumpft oder von Ihren Gefühlen überfordert.

Sie können dieses Buch als Ergänzung zu einer Psychotherapie nutzen oder auch selbst ohne therapeutische Begleitung durcharbeiten. Wenn Sie es als Ergänzung zu einer Psychotherapie nutzen, dann bietet dieses Buch eine gute Möglichkeit, sich auf die Sitzungen vorzubereiten oder noch einmal Dinge nachzulesen, die Sie im Rahmen der Psychotherapie erfahren haben. Das Buch eignet sich besonders dann, wenn Ihre Psychotherapeutin oder Ihr Psychotherapeut Sie mit der ACT behandelt. Auch wenn Sie das Buch alleine durcharbeiten, werden Sie schnell verstehen, worum es in der ACT geht.

Danksagung

Bevor wir loslegen, möchten wir noch folgenden Personen danken: Hannah Burian, Christina Burian, Antje Fehr und ihren Patient*innen sowie Hanna Kasperczyk und Svenja Sürig für das gründliche Gegenlesen unseres Manuskriptes und die unzähligen wertvollen Hinweise, die sich daraus ergeben haben. Annika Bolbeth und Boris Israel danken wir für das Einsprechen der ACT-Übungen und für die Erstellung der Audiodateien, die zusätzlich zum Ratgeber zur Verfügung stehen (vgl. Hinweise zu den Online-Materialien auf Seite 106). Nicht zuletzt möchten wir unseren Patient*innen und den Teilnehmer*innen unserer Workshops danken: Sie alle haben uns durch ihre Fragen und Erfahrungen geholfen, einen Blick dafür zu bekommen, worauf es wirklich bei der Übung von ACT-Fertigkeiten im Alltag ankommt. Denn das ist es, worauf es am Ende ankommt: ACT soll im Alltag helfen, ein sinnerfülltes und lebendiges Leben zu führen.

Lübeck und Berlin, Februar 2024

Jan Philipp Klein
und *Ronald Burian*

1 Einführung in dieses Buch

1.1 Was ist Akzeptanz- und Commitment-Therapie?

Die Abkürzung „ACT" wird in einem Wort ausgesprochen („act" ist das englische Wort für Handeln). Denn es geht in dieser Therapie darum, wie man auch angesichts von Problemen handlungsfähig bleibt, indem man Dinge tut, die einem am Herzen liegen. Auf diese Weise wird oft ein sinnerfülltes und lebendiges Leben möglich.

Dabei bedeutet „sinnerfülltes" Leben in der ACT, dass Handlungen sich an den eigenen „Werten" orientieren („Was liegt mir am Herzen?"). Wenn einem beispielsweise Freundschaften wichtig sind, dann könnte eine konkrete Handlung sein, einen guten Freund zu besuchen, den man schon lange nicht mehr gesehen hat. Der Begriff „lebendiges" Leben steht dafür, dass man das im Augenblick auftretende Erleben in seiner ganzen Vielfalt zulässt, dass man also beispielsweise sowohl die Freude erlebt, diesen Freund wiederzusehen, als auch gleichzeitig die Unsicherheit zulässt, die bei dem Gedanken auftritt, ob man sich wohl noch verstehen wird.

Sie merken wahrscheinlich schon: Bei der Verfolgung eines sinnerfüllten und lebendigen Lebens tauchen unweigerlich auch Schwierigkeiten auf. Diese Schwierigkeiten können ganz unterschiedliche Formen annehmen:

- Es können Ereignisse eintreten, die einen belasten. Das kann ein alltägliches Ereignis sein wie die plötzliche und unerwartete Absage einer Verabredung, auf die man sich sehr gefreut hat. Oder es können außergewöhnliche Ereignisse sein, wie eine schwere Krankheit, die einen selbst oder einen nahen Angehörigen trifft. Wir nennen diese Ereignisse „äußere Hindernisse", weil sie sich in der Außenwelt, also in der Welt außerhalb unseres Körpers, abspielen.
- Es können sogenannte „innere Hindernisse" auftreten. Das sind Hindernisse, die man nicht von außen sehen kann, die aber mindestens genauso wichtig sind. Sie spielen sich in der Innenwelt, also in unserem Körper, ab. Dazu zählen beispielsweise Gedanken (z.B. „Was, wenn er mich nicht mag?"), Gefühle (z.B. Ärger), Körperempfindungen (z.B. Schmerzen) und Erinnerungen (z.B. bildhafte Erinnerungen an frühere Verletzungen).

Merke: Worum geht es in diesem Buch?

Wir haben jetzt also drei wichtige Fertigkeiten genannt, die Sie durch dieses Buch begleiten werden:

- Wissen, was einem am Herzen liegt.
- Nicht nur wissen, sondern auch tun, was einem am Herzen liegt.
- Mit dabei auftretenden inneren und äußeren Hindernissen umgehen lernen.

Wir beschreiben in diesem Buch vor allem das konkrete Vorgehen in der ACT. Dieses konkrete Vorgehen ist solide in verschiedenen Grundlagen verwurzelt. Zu diesen Grundlagen zählen bestimmte philosophische Annahmen, sehr gut etablierte psychologische Theorien und wissenschaftliche Erkenntnisse über die Funktionsweise unseres Verstandes. Wir wollen Sie an dieser Stelle mit diesen philosophischen, theoretischen und wissenschaftlichen Wurzeln gar nicht weiter belasten. Sie können einfach darauf vertrauen, dass das, was wir Ihnen in diesem Buch vermitteln, dank dieser Wurzeln festen Halt und Tiefe hat. Am Ende dieses Buches erfahren Sie in Kapitel 8 mehr über diese Wurzeln bzw. Grundlagen. Wenn Sie jetzt neugierig geworden sind, können Sie natürlich auch bereits jetzt einmal in dieses Kapitel hineinschauen und mehr über diese Wurzeln lesen.

Dieser Ratgeber soll Ihnen ganz praktisch helfen, herauszufinden, was ein sinnerfülltes Leben für Sie persönlich bedeutet. Wir werden uns also mit der Frage beschäftigen, welches Ihre persönlichen Werte sind. Dieses Buch hilft Ihnen auch zu erkennen, wie Sie mit den inneren und äußeren Hindernissen umgehen können, die unweigerlich auftauchen, wenn Sie ein sinnerfülltes Leben verfolgen. Auf diese Art und Weise wird das Leben nicht nur sinnerfüllt, sondern auch lebendig. Das Erkennen der eigenen Werte und der Umgang mit den Hindernissen sind Fertigkeiten, welche Übung erfordern. Deswegen ist es wichtig, die in diesem Ratgeber vorgeschlagenen Übungen einfach einmal auszuprobieren, auch wenn Sie sich anfangs vielleicht gar nicht vorstellen können, dass diese Übungen hilfreich sein können.

Metapher: Wir sind wie Gärtner in unserem eigenen Garten

Der Psychologe Matthias Wengenroth (2016) hat den Umgang mit dem, was uns wichtig ist, und dem, was uns belastet, einmal mit der Pflege eines Gartens beschrieben: Wenn uns unser Leben am Herzen liegt, dann müssen wir uns darum kümmern, so wie sich ein guter Gärtner um seinen Garten kümmert. Der Gärtner wählt aus, welche Bereiche er in welcher Art bepflanzen will. Dabei muss er Gegebenheiten wie Licht, Bodenbeschaffenheit und Wasser berücksichtigen. Je sorgfältiger er das tut, desto besser wird der Garten sich wahrscheinlich entwickeln. Wenn er einzelnen Bereichen besondere Liebe und Sorgfalt, aber auch Zeit und Arbeit schenkt, werden diese umso schöner erblühen.

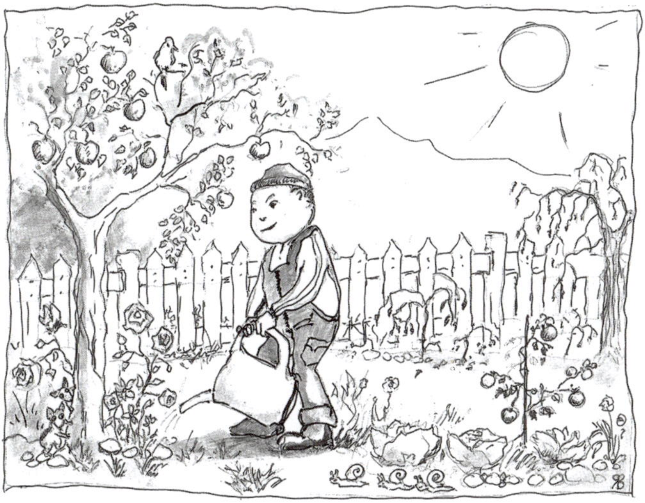

Damit sich unser Gärtner aber an seinem kleinen Paradies wirklich erfreuen kann, muss er sicher auch Schwierigkeiten überwinden. Schwierigkeiten können äußere Gegebenheiten bereiten, wie beispielsweise Trockenperioden, die ein häufiges Gießen erfordern, oder Wühlmäuse und Schnecken, die ihren Hunger an den zarten Pflänzchen stillen. Aber auch „innere" Probleme des Gärtners können Schwierigkeiten verursachen, wie z. B. Zeitmangel, Erschöpfungsgefühle, gelegentliche Lustlosigkeit oder Rückenschmerzen, die ihn nach einem langen Arbeitstag plagen.

Es kann auch sein, dass die Tomaten verkümmern, weil der Gärtner diese in seiner Fürsorge für die Rosengewächse – ohne es zu merken – zu sehr vernachlässigt hat. Vielleicht geht es manchmal auch darum, bewusste Entscheidungen zu treffen, weniger Zeit und Energie für bestimmte Gartenbereiche aufzuwenden oder diese sogar umzugestalten. Dies kann wichtig sein, um letztlich auch Zeit zu haben, sich am Garten zu erfreuen und das Leben im Garten zu genießen.

Genau darum wird es auch in diesem Buch gehen. Sie verbessern die Wahrnehmung dessen, was Ihnen wirklich wichtig ist, und können besser auswählen, worum Sie sich in Ihrem Leben kümmern wollen. Sie werden mithilfe dieses Buches Ihre Fertigkeiten verbessern, mit inneren und äußeren Schwierigkeiten umzugehen, die immer dann auftreten, wenn man sich seinem „Garten" mit Hingabe widmet.

1.2 Wie mache ich die Übungen in diesem Buch?

Der Ratgeber ermöglicht Ihnen anhand mehrerer Übungen zu erfahren, wie es Ihnen auch angesichts Ihrer gegenwärtigen Probleme gelingen kann, ein Leben zu führen, welches sinnerfüllt und lebendig ist. Diese Übungen zielen darauf ab, Gedanken, Gefühle oder auch Körperwahrnehmungen ganz bewusst zu erleben. Daher nennt man sie „erlebensorientierte Übungen". Wenn Sie die Übungen durchführen, werden Sie merken, dass ein bewusstes und beobachtendes Erleben Ihrer eigenen Erfahrungen etwas ganz anderes ist, als Dinge mit der lösungsorientierten Seite Ihres Verstandes abstrakt zu verstehen. Damit Sie auch ausreichend Zeit zum Üben haben, sollten Sie sich etwa eine halbe bis ganze Stunde Zeit nehmen.

Im folgenden Kasten finden Sie allgemeine Hinweise zur Durchführung dieser Übungen. Auf den ersten Blick werden Ihnen bestimmte Übungen vielleicht ungewöhnlich vorkommen. Probieren Sie die Übungen einfach einmal aus und sammeln Sie Ihre eigenen Erfahrungen damit, auch wenn Sie zunächst skeptisch sind. Wenn es funktioniert, wunderbar. Wenn es nicht sofort funktioniert, haben Sie Geduld mit sich, vielleicht braucht es etwas Zeit oder funktioniert ein anderes Mal besser. Wenn eine Übung Ihnen aber einfach nicht weiterhilft, dann vertrauen Sie auch dieser Erfahrung und wiederholen Sie die Übung vorerst einmal nicht weiter. Vielleicht ist diese Übung im Augenblick nichts für Sie. Vielleicht hilft Sie Ihnen zu einem anderen Zeitpunkt besser. Möglicherweise passt die Übung auch gar nicht zu Ihnen. Auch das ist in Ordnung. Oder vielleicht brauchen Sie für die erfolgreiche Umsetzung dieser Übung auch Unterstützung durch eine Psychotherapeutin oder einen Psychotherapeuten.

Hintergrund: Übungen sind ein Zugang zu verschiedenen Ebenen des Verstandes

Wenn Sie die Übungen in diesem Buch machen, werden Sie nach und nach Zugang zu verschiedenen Ebenen, d.h. zu verschiedenen Funktionsweisen Ihres Verstandes bekommen.

Lesen Sie die Übungen langsam durch. Machen Sie dabei nach jedem Absatz eine kurze Pause. Lassen Sie in dieser Pause die Übung auf sich wirken. Vielleicht schließen Sie dafür sogar für ein oder zwei Minuten die Augen, bevor Sie weiterlesen. Planen Sie für jede der Übungen mindestens fünf Minuten ein, viele Übungen werden auch zehn Minuten und länger dauern. Es kommt bei den Übungen weniger darauf an, dass Sie verstehen, was Sie gerade lesen, es geht vielmehr darum, dass Sie das, was Sie lesen, auf sich wirken lassen. Dafür braucht es Zeit.

Sie können sich die Übung auch einmal langsam von vorne bis hinten laut vorlesen und dabei das Gesprochene mithilfe Ihres Smartphones aufnehmen. So können Sie die Übung jederzeit anhören und mit geschlossenen Augen durchführen. Denn manchmal hilft das Schließen der Augen dabei, eine Übung besonders intensiv auf sich wirken zu lassen, ohne dabei von äußeren Reizen abgelenkt zu werden. Vier Übungen aus dem Ratgeber können Sie sich zudem als Audiodateien von der Hogrefe Website herunterladen. Wie das genau geht, wird auf Seite 106 beschrieben.

Egal, ob Sie sich eine Übung langsam Schritt für Schritt durchlesen oder ob Sie eine Aufnahme mithilfe Ihres Smartphones erstellen und sich diese dann anhören, werden Sie bei der Durchführung der Übungen bemerken, dass ein Teil Ihres Verstandes versucht, schnelle Antworten und Lösungen zu finden. Diese Ebene unseres Verstandes ist häufig zuerst aktiviert, wenn es darum geht, Probleme zu bewältigen. Deshalb nennt man sie auch den „lösungsorientierten Verstand“. Mithilfe des lösungsorientierten Verstands können Menschen oft schnell und erfolgreich agieren.

Wenn Sie sich aber Zeit lassen und innerlich immer wieder auch einen Schritt zurücktreten, können Sie eine zweite Ebene Ihres Verstandes entdecken. Diese Ebene nennt man den „beobachtenden Verstand“. Das Beobachten hilft uns, die Perspektive zu wechseln und so Dinge zu erkennen, die der lösungsorientierte Verstand möglicherweise übersieht. Manchmal verhilft uns der beobachtende Verstand auch zu einer inneren Weisheit, nämlich Dinge zu akzeptieren, die der lösungsorientierte Verstand in diesem Augenblick nicht lösen kann.

All dies können Sie mit etwas Zeit und Geduld entdecken, wenn Sie sich in Ruhe den Übungen widmen. Nehmen Sie parallel dazu das Arbeitsblatt zu der jeweiligen Übung zur Hand und notieren Sie die wichtigsten Punkte in jeweils einem kurzen Satz. Wenn es zu der Übung kein Arbeitsblatt gibt, schreiben Sie einfach so auf, was Ihnen bei der Übung wichtig war. So können Sie immer wieder nachlesen, was Sie sich notiert haben.

Wir empfehlen Ihnen auch, die Übungen immer wieder einmal zu wiederholen. Sie werden beim wiederholten Anwenden der Übungen die Erfahrung machen, dass die Übungen auch immer wieder unterschiedlich auf Sie wirken können. Vielleicht entdecken Sie beim wiederholten Anwenden der Übung auch Dinge, die Ihnen bislang verborgen geblieben sind. So sind wir, die Autoren dieses Ratgebers, übrigens auch vorgegangen: Wir haben jede Übung in diesem Buch durchgeführt, viele davon auch mehrfach. Dabei haben wir immer wieder neue und bewegende Erfahrungen gemacht.

Vielleicht geht es Ihnen aber auch so, dass Sie das Gefühl haben, dass Sie möglichst schnell zum Punkt kommen wollen und Sie befürchten, dass eine Übung Sie nur unnötig aufhält. Oder Sie haben den Eindruck, dass eine Übung nichts für Sie ist, weil Sie doch eher ein rational denkender Mensch sind und Gefühle und Körperempfindungen Ihnen nicht so wichtig sind. Oder Sie sind im Moment von Gefühlen überfordert und trauen sich deswegen nicht zu, eine bestimmte Übung zu machen. Es gibt viele gut nachvollziehbare Gründe, eine Übung erst einmal nicht zu machen. Vielleicht entscheiden Sie sich dennoch dafür, die Übung einfach einmal auszuprobieren? Andernfalls können Sie auch erst einmal weiterlesen und eine Übung zu einem späteren Zeitpunkt durchführen.

1.3 Und was, wenn ich Dinge ganz anders sehe?

Beim Lesen des Ratgebers kann es passieren, dass Sie über bestimmte Begriffe stolpern, die Sie merkwürdig oder sogar wenig hilfreich finden, oder dass Sie auf Begriffe stoßen, deren Bedeutung Sie bislang anders verstanden haben. Ab Seite 100 im Anhang finden Sie daher zur Orientierung einen Überblick über die wichtigsten Begriffe, die wir in diesem Ratgeber häufig nutzen.

Es könnte auch sein, dass Sie den Begriff „Verstand" irritierend finden und stattdessen lieber von Ihrem „Kopf" oder Ihrem „Geist" sprechen. Wir meinen mit Verstand einfach den Teil von Ihnen, der Ihnen helfen will, mit den Herausforderungen Ihres Lebens umzugehen.

Die Botschaft an dieser Stelle lautet: Die Begriffe, die wir in diesem Buch verwenden, sind Werkzeuge, welche Ihnen helfen sollen, besser zu verstehen, was wir Ihnen vermitteln wollen. Wenn Sie meinen, dass Sie eigene Begriffe haben, die das Gleiche beschreiben wie die Begriffe, die von uns eingeführt werden, dann verwenden Sie einfach Ihre eigenen Begriffe.

2 Wo stehe ich gerade?

2.1 Wie unser Verstand funktioniert

Aus Sicht der ACT ist es das Ziel, auch angesichts von auftretenden inneren und äußeren Hindernissen ein sinnerfülltes und lebendiges Leben zu führen. Und die Aufgabe unseres Verstandes ist es, uns dabei zu helfen, dieses Ziel zu erreichen. Das funktioniert mal besser und mal schlechter. Im Folgenden wollen wir daher zunächst einmal versuchen, genauer zu beschreiben, wie unser Verstand funktioniert. Es geht darum, einmal genauer hinzuschauen, wie es kommt, dass wir auf Herausforderungen in unserem Leben auf eine bestimmte Art und Weise reagieren, und wie wir entscheiden, was die „richtige" Reaktion ist. Dabei soll die folgende Übung helfen. Am besten machen Sie zunächst die Übung „Was mir mein Verstand erzählt", bevor Sie weiterlesen.

Übung: Was mir mein Verstand erzählt

- Setzen Sie sich bequem auf Ihren Stuhl und nehmen Sie sich einen Moment Zeit, ganz im Hier und Jetzt anzukommen.
- Spüren Sie, wie Ihre Füße fest auf dem Boden stehen und der Stuhl sie stützt. Achten Sie ein paar Atemzüge lang auf den Fluss Ihrer Atmung. So als ob es gerade nichts Wichtigeres gäbe.
- Stellen Sie sich vor Ihrem inneren Auge vor, Sie haben sich mit jemandem verabredet. Verabredet mit einer Person, die Ihnen wirklich wichtig ist. Wer könnte das sein?
- Stellen Sie sich auch vor, Sie haben etwas gemeinsam vor, was Ihnen immer große Freude macht. Welche Aktivität könnte das sein?
- Stellen Sie sich nun vor, dass Sie gerade dabei sind, loszugehen. Können Sie das vor Ihrem inneren Auge sehen? Sie haben sich bereits angezogen. Da vibriert Ihr Smartphone in der Tasche. Die Person, mit der Sie sich verabredet haben, sagt kurzfristig ab.
- Achten Sie jetzt darauf, wie diese plötzliche Absage auf Sie wirkt. Wie fühlt es sich an, diese plötzliche Absage zu bekommen? Wo spüren Sie das in

Ihrem Körper? Welche Gedanken gehen Ihnen durch den Kopf? Welche Bilder und Erinnerungen tauchen auf?

- Und achten Sie jetzt auf Folgendes: Welche Handlungsimpulse kommen Ihnen in dieser Situation in den Sinn? Oder einfacher gesagt: Was würden Sie in dieser Situation am liebsten sagen oder tun? Hier geht es um Ihre Bauchreaktion.
- Nehmen Sie sich jetzt einen Moment Zeit, wieder im Hier und Jetzt anzukommen. Achten Sie für einige Atemzüge auf Ihre Atmung und spüren Sie, wie Sie auf Ihrem Stuhl sitzen.
- Dann, wenn Sie bereit sind, schauen Sie sich im Raum um und kommen so wieder in der Gegenwart an.

Notieren Sie nun im Anschluss an die Übung im Arbeitsblatt 1 (vgl. Anhang, Seite 109) die wichtigsten Punkte. Schreiben Sie anhand der Fragen auf, was Ihnen während der Übung durch den Kopf gegangen ist.

Wenn Sie die Übung, in der plötzlich eine Person eine für Sie wichtige Verabredung abgesagt hat, gemacht haben, haben Sie vermutlich bemerkt, wie Sie diese Situation emotional getroffen hat. Vielleicht waren Sie traurig, weil Sie die Person wirklich gerne mögen und jetzt nicht sehen können. Oder Sie waren ärgerlich bei dem Gedanken, dass immer Ihnen so etwas passiert. Oder Sie haben im Bauch gespürt, wie sich alles in Ihnen zusammenzieht und Sie sich am liebsten verkrochen hätten. Oder es kamen Erinnerungen an schmerzhafte Momente auf, in denen Sie ebenfalls enttäuscht wurden. Möglicherweise waren Sie aber auch ganz froh über die Absage, weil Ihr Kalender ohnehin gerade sehr voll ist und Sie so ein wenig Zeit für sich gewonnen haben.

Sich vorzustellen, dass eine Person, die Ihnen wichtig ist, eine Verabredung mit Ihnen plötzlich absagt, hat also eine Wirkung auf Sie. Und diese Wirkung ist abhängig von Ihrer Lebensgeschichte (z. B. von Erinnerungen an schmerzhafte Momente) und von der Situation, in der Sie sich gerade befinden (z. B. die Enge in Ihrem Terminkalender). Jeder Mensch reagiert auf ein und dieselbe Situation also ein bisschen anders. Aber eins ist bei allen Menschen gleich: Unser Verstand reagiert auf eine Situation mit einer Reihe von Lösungsvorschlägen, die man, vereinfacht gesagt, folgenden Ebenen zuordnen kann:

- dem inneren Erleben, also Dingen, die man nicht von außen sehen kann (Gedanken, Gefühle, etc.);
- dem äußeren Verhalten, also Dingen, die man von außen sehen kann (Handlungen, Körperhaltung, Sprache, etc.).

Auf der Ebene des inneren Erlebens macht Ihr Verstand Ihnen möglicherweise den Vorschlag, zu grübeln (z. B. „Warum passiert das immer mir?“) oder sich Sorgen zu machen (z. B. „Was, wenn sie mich nicht mehr mag?“). Auf der Ebene des äußeren Verhaltens macht Ihr Verstand möglicherweise den Vorschlag, sich zurückzuziehen, damit keiner sieht, wie traurig Sie sind, oder wütend zu werden und Ihre Freundin anzurufen, wie sie es wagen kann, Ihnen so kurzfristig abzusagen.

Die Lösungsvorschläge unseres Verstandes sind für sich genommen weder richtig noch falsch. Manchmal führt ein wütender Anruf dazu, dass die Freundschaft leidet, manchmal kann er aber auch bewirken, dass Ihre Freundin erkennt, dass sie eine Grenze überschritten hat und dass sie zukünftig mehr Rücksicht nehmen sollte. Es kommt vor allem darauf an, zu betrachten, welche Wirkung die Umsetzung eines Lösungsvorschlages hat: Erreiche ich durch das, was ich mache, wirklich das, was ich im Grunde meines Herzens möchte? Diese Frage kann man nicht ein für alle Mal beantworten. Vielmehr hängt es auch von den Umständen ab, ob die Befolgung eines Lösungsvorschlages uns dem Leben, was wir führen wollen, näherbringt oder nicht. So reagieren vermutlich einige Freunde auf einen wütenden Anruf verständnisvoller als andere. Es kann aber auch passieren, dass wir in unserer Wut Dinge sagen, die uns später leidtun.

Das klingt in Ihren Ohren etwas kompliziert? Vielleicht, weil es ungewohnt ist, die Dinge so zu betrachten? Haben Sie etwas Geduld mit sich selbst. Dieses Buch soll Ihnen helfen, gewohnte Denk- und Verhaltensweisen auf den Prüfstand zu stellen, um letztlich bewusster und zufriedener zu leben. Wichtig ist dabei, all dies Schritt für Schritt anzugehen und die Ratschläge und Übungen dieses Buches als Training zu betrachten, das etwas Übung und einen langen Atem braucht.

Natürlich kann man nicht in jedem Augenblick des Lebens überlegen, welche Lösungsvorschläge unser Verstand uns gerade näherbringen will. Oft handeln wir intuitiv (z. B. die Wut rauslassen) oder wir handeln nach Regeln, die wir uns im Leben gegeben haben (z. B. „So etwas lasse ich mit mir nicht machen"). Das ist völlig normal und hilft uns, das breite Spektrum an Problemen zu bewältigen, die das Leben für uns bereithält. Manchmal funktioniert das aber nicht und wir entfernen uns durch die Befolgung der Lösungsvorschläge unseres Verstandes von einem sinnerfüllten und lebendigen Leben. Das ist beispielsweise der Fall, wenn wir immer wieder unsere Wut ausleben, unabhängig davon, ob wir dann bei anderen Personen Verständnis ernten oder nicht. Wir entfernen uns aber auch von einem sinnerfüllten und lebendigen Leben, wenn wir immer zurückstecken und unsere Frustration herunterschlucken. In einem solchen Fall kann es sinnvoll sein, einmal genauer hinzuschauen, was der Verstand da gerade tut (vgl. hierzu auch die beiden folgenden Kästen).

Metapher: Unser Verstand ist eine leistungsfähige Maschine

Stellen Sie sich vor, Ihr Verstand ist eine leistungsfähige Maschine. Diese ist hervorragend in der Lage, für Sie zu sorgen, durch Vergleiche, Vorhersagen und Vorschläge. Auf diese Art und Weise hat diese Maschine Ihnen schon geholfen, viele innere und äußere Hindernisse in Ihrem Leben zu bewältigen. Diese Funktion des Verstandes haben wir weiter oben schon als „lösungsorientierten Verstand" beschrieben.

Gleichzeitig braucht diese leistungsfähige Maschine manchmal auch eine Wartung. Dann ist es hilfreich, einen Schritt zurückzutreten und zu beobachten, was diese Maschine macht. Denn auch kleine Fehler, die sich einschleichen, können ausgeprägte Konsequenzen haben, weil Ihr Verstand eben eine sehr leistungsfähige Maschine ist. In diesem Ratgeber lernen Sie, diesen Schritt in eine beobachtende Perspektive zu machen und den „beobachtenden Verstand" zu aktivieren. Auf diese Weise erwerben Sie die Fertigkeit, die leistungsfähige Maschine, die Ihr Verstand ist, so zu nutzen, dass Sie ein lebendiges und sinnerfülltes Leben führen können.

Metapher: Tauziehen mit dem Monster

Schauen Sie sich die beiden Bilder in Ruhe an und beschreiben Sie zunächst, was Sie darauf sehen.

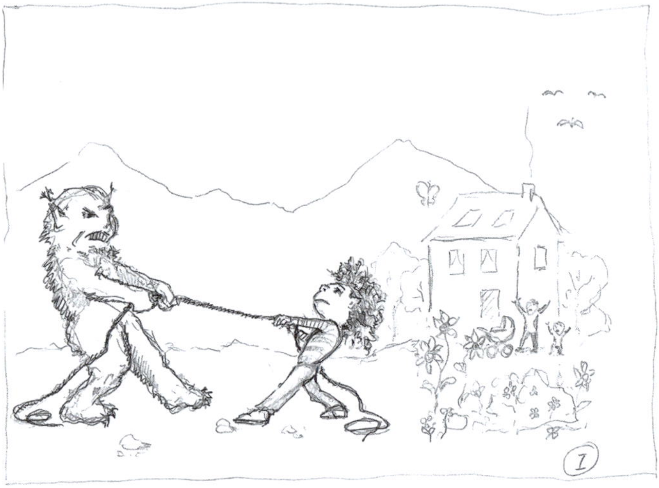

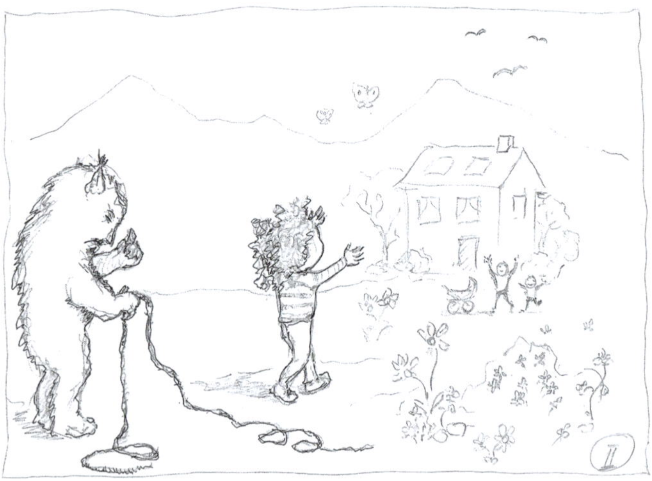

Fragen:

- Was versucht die Person mit dem gestreiften Hemd im ersten Bild zu erreichen?
- Was ist im Hintergrund dieses Bildes zu sehen?
- Was macht diese Person im zweiten Bild?
- Was macht das Monster im ersten Bild?
- Und was macht es im zweiten Bild?

Überlegen Sie dann, was das erste Bild für den Umgang mit Ihrem inneren Erleben bedeutet:

- Kann es sein, dass Ihr Verstand Ihnen immer wieder vorschlägt, dass Sie etwas tun sollen, um Ihr belastendes inneres Erleben ein für alle Mal zu besiegen?
- Kann es sein, dass Sie sich dabei in ein Tauziehen mit dem inneren Erleben begeben, welches Sie von dem ablenkt, was wirklich wichtig in Ihrem Leben ist?
- Könnten Sie das Tauziehen einfach beenden und sich anderen Dingen in Ihrem Leben zuwenden, selbst wenn Ihr inneres Erleben dann unbesiegt stehen bleibt?

Wenn der Verstand sich verstrickt – ein Überblick

Beim Lesen der Einführung haben Sie wahrscheinlich bereits gemerkt, dass die Lösungsvorschläge, die unser Verstand uns für ein Problem macht, nicht immer zielführend sind. Die rigide Befolgung dieser Vorschläge kann manchmal zu einem eigenständigen Problem werden. Es besteht die Gefahr, sich dadurch immer tiefer in das Problem zu verstricken.

Möglicherweise denken Sie darüber nach, ob auch Sie sich bereits durch die Befolgung der Vorschläge Ihres lösungsorientierten Verstandes in Ihre Probleme verstrickt haben. Dieser Frage wollen wir in diesem Kapitel anhand mehrerer Fallbeispiele nachgehen. Es geht dabei nicht darum, festzustellen, ob etwas richtig oder falsch war, Sie haben lediglich das gemacht, was Ihr Verstand Ihnen vorgeschlagen hat. Die Frage, die es zu klären gilt, lautet vielmehr: Hat es funktioniert oder nicht?

Sie können sich die folgenden Fallbeispiele alle durchlesen oder auch nur einige auswählen. Die Beispiele sollen Ihnen helfen, Ihr eigenes Problem besser zu verstehen. Prüfen Sie einmal, in welchem Beispiel Sie sich am besten wiederfinden:

- Wenn Sie beispielsweise darunter leiden, dass *bestimmte Gedanken und Gefühle Sie belasten* (z.B. Ängste oder Freudlosigkeit), dann könnten das Fallbeispiel 1 (Frau Meyer) oder das Fallbeispiel 2 (Herr Müller) für Sie hilfreich sein.
- Wenn Sie durch *körperliche Symptome sehr stark belastet sind* oder wenn Sie mit Ihrem Körpergewicht sehr unzufrieden sind, dann interessieren Sie sich möglicherweise für Fallbeispiel 3 (Frau Schulz) oder für Fallbeispiel 5 (Frau Schubert).
- Es kann auch passieren, dass man sich in bestimmte *Verhaltensmuster* verstrickt, aus denen man nur schwer wieder herausfindet (z.B. Aktivitäten vermeidet, weil man sich überfordert fühlt). Mehr dazu lesen Sie in Fallbeispiel 2 (Herr Müller).
- Manchmal liegt das Problem aber auch darin, dass man den Eindruck hat, dass das Leben gerade den *Sinn verloren* oder dass man sich bei der *Verfolgung eines bestimmten Lebensziels* verstrickt hat. Wenn das bei Ihnen der Fall ist, dann erkennen Sie sich vielleicht in Fallbeispiel 4 (Herr Schneider) oder Fallbeispiel 5 (Frau Schubert) wieder.

Vielleicht sagt Ihnen Ihr Verstand an dieser Stelle, dass Sie jetzt genau das richtige Beispiel finden müssen oder dass dies alles zu stark vereinfacht ist. Oder Sie merken, dass Sie traurig oder hoffnungslos werden, weil Sie sich in keinem der Beispiele so recht wiederfinden. Das könnte ein Hinweis darauf sein, dass Ihr Verstand sich gerade in einer alten Geschichte verstrickt. Vielleicht ist es die „Ich muss es ganz richtig machen"-Geschichte oder die „Keiner versteht mich wirklich"-Geschichte. Kennen Sie diese Geschichten aus Ihrem Leben? Wenn Sie merken, dass Ihr Verstand sich in eine dieser Geschichten verstrickt hat, atmen Sie einmal tief durch und vertrauen Sie auf Ihr Bauchgefühl: Welches der Beispiele möchten Sie jetzt gerade am ehesten lesen? Oder aber Sie treffen erst einmal gar keine Entscheidung und lesen einfach alle Fallbeispiele.

Fallbeispiel 1: Frau Meyer

Frau Meyer hat immer große Angst, wenn Sie das Haus verlässt. Besonders stark wird die Angst, wenn sie im Supermarkt in der Schlange steht. Ihr kommen dann Gedanken wie „Was, wenn das nicht aufhört? Was, wenn ich hier nicht schnell rauskomme?“. Sie merken schon, da meldet sich ein Teil des Verstandes, der Vorhersagen trifft und schnelle Lösungen anstrebt: Und dann macht der Verstand Frau Meyer auch gleich den Vorschlag, dass sie den Supermarkt verlassen soll. Schon beim Herausgehen merkt sie, dass die Angst nachgelassen hat. Hat sie etwas falsch gemacht? Nein, sie hat das gemacht, was ihr Verstand ihr vorgeschlagen hat und kurzfristig hat es auch geholfen. Und langfristig? Beim nächsten Besuch im Supermarkt kam die Angst wieder. Und immer wieder. Daher hat Frau Meyer die Entscheidung getroffen, nicht mehr einkaufen zu gehen. Aber dann trat die Angst auch in anderen Situationen auf, wie z. B. beim Straßenbahnfahren, beim Sport oder im Kino. Und Frau Meyer entschied sich, auch diese Situationen zu vermeiden. So hat sie immer mehr Aktivitäten aufgegeben, die ihr wichtig sind, und auch den Kontakt zu vielen ihrer Freundinnen verloren. War es also hilfreich, auf diesen Vorschlag ihres Verstandes, also bei Auftreten von Angst die betreffenden Situationen zu vermeiden, zu hören?

Fallbeispiel 2: Herr Müller

Herr Müller hat kaum noch Lust, etwas zu unternehmen. Er weiß gar nicht so recht, warum, aber ihm ist einfach nicht danach. Er beginnt eine Psychotherapie und gemeinsam mit seiner Therapeutin findet er heraus, dass alles damit begann, dass er sich vor einigen Jahren von seiner Freundin getrennt hat. Seitdem hat ihm nichts mehr so richtig Freude gemacht. Immer häufiger kam der Gedanke: „Es hat sowieso keinen Zweck. Allein macht nichts mehr Spaß und ich kann mich nicht noch einmal auf eine Beziehung einlassen, eine Trennung tut zu weh.“ Das hat ihn noch trauriger gemacht. Nur wenn er zu Hause vorm Fernseher saß, hat er die Traurigkeit nicht mehr gespürt. Eigentlich wäre es ihm wichtig, eine neue Partnerschaft zu haben, aber er kann einfach nicht den Mut dazu aufbringen. Hat er etwas falsch gemacht? Nein, er hat einfach das gemacht, was sein Verstand ihm vorgeschlagen hat. Und kurzfristig hilft es: Vor dem Fernseher spürt er die Traurigkeit nicht mehr. Und gleichzeitig hat er so kaum eine Chance, eine neue Partnerschaft einzugehen. War es also hilfreich, auf diesen Vorschlag des Verstandes zu hören?

Fallbeispiel 3: Frau Schulz

Frau Schulz hatte oft ein Ziehen in der Blase. Anfangs hat sie sich nichts dabei gedacht. Als das Ziehen nicht wegging, hat sie einen Arzt aufgesucht. Der hat aber nur festgestellt, dass alles in Ordnung ist. Kurzzeitig war sie beruhigt. Aber dann merkte sie, dass das Ziehen trotzdem noch da ist. Ständig fragte sich Frau Schulz, wann das Ziehen wohl wieder aufhören würde. Sie grübelte darüber nach, woher die Beschwerden kommen, und sorgte sich, dass sie immer schlimmer werden könnten. Weil ihr keiner so recht helfen konnte, hat sie angefangen, auf bestimmte Aktivitäten zu verzichten, in der Hoffnung, dass die Beschwerden auf diese Weise besser werden. Erst hat sie aufgehört, zu schwimmen, was sie sonst regelmäßig gemacht hat. Dann hat sie auch ihre monatlichen Besuche im Theater eingestellt aus Angst, dass das Ziehen durch das lange Sitzen schlimmer werden könnte. Jetzt sitzt sie mehr zu Hause und verbringt noch mehr Zeit mit Grübeln und Sorgen. Auch hier können Sie wieder die Frage stellen: Welche Vorhersagen und Vorschläge hat der Verstand von Frau Schulz ihr im Umgang mit ihren Beschwerden gemacht? War es hilfreich, diesen Vorschlägen zu folgen?

Fallbeispiel 4: Herr Schneider

Herr Schneider legt großen Wert darauf, dass seine Arbeit anerkannt wird. Er ist in einem großen Ingenieurbüro beschäftigt und dort für die Berechnung der Statik zuständig. Immer wieder kommt ihm der Gedanke, dass er noch einmal überprüfen muss, ob er auch alles richtig berechnet hat. Das führt immer wieder dazu, dass er abends erst spät nach Hause kommt, weil er die Berechnungen noch einmal wiederholt. So sieht er seine beiden kleinen Kinder nur sehr selten vor dem Zubettgehen und er ist auch meistens zu erschöpft, um sich mit seiner Frau zu unterhalten. Bei Terminen mit Kunden wird er schnell ungehalten, wenn die Kunden noch eine Veränderung wünschen, weil er doch bereits so viel Zeit in das Projekt investiert hat. Bemerken Sie, was hier passiert? Herr Schneider hat eine Vorstellung von einem sinnerfüllten Leben: Anerkennung bei der Arbeit spielt dabei eine sehr große Rolle. Sein Verstand macht ihm Vorschläge, wie er das erreichen kann, nämlich besonders gründlich zu arbeiten. Herr Schneider folgt sehr gewissenhaft diesen Vorschlägen seines Verstandes. Und wozu führt das? Er steckt alle Energie in die Arbeit und entfernt sich dabei von anderen Dingen, die ihm in seinem Leben wichtig sind (Familie). Und bekommt er die gewünschte Anerkennung? Auch nicht so recht, jedenfalls nie in dem Ausmaß, dass er sich glücklich und zufrieden zurücklehnen kann. Vielleicht liegt es daran, dass er zu gewissenhaft und einseitig den Vorschlägen seines Verstandes folgt?

Fallbeispiel 5: Frau Schubert

Frau Schubert hat schon längere Zeit das Gefühl, dass ihrem Leben die Richtung fehlt. Sie hat einen Freund, aber so richtig glücklich ist sie in der Beziehung nicht, weil er wenig Zeit mir ihr verbringt. Irgendwann bemerkt sie, dass sie sich wohler fühlt, wenn sie weniger isst. Auch ihr Freund schenkt ihr dann für kurze Zeit mehr Aufmerksamkeit. Jede Woche, wenn sie auf die Waage steigt, bemerkt sie ein Gefühl der Zufriedenheit, wenn sie sieht, dass sie wieder etwas an Gewicht verloren hat. Plötzlich hat ihr Leben wieder einen Sinn, denkt sie. Sie verwendet immer mehr Zeit darauf, Sport zu treiben und darauf zu achten, dass sie möglichst wenig isst. Irgendwann bemerkt sie, dass dieses „wenig Essen und viel Sport treiben" ihr ganzes Leben bestimmt. Sie ist mittlerweile so dünn, dass sie kaum noch für etwas anderes Kraft hat. Anfangs stört sie das gar nicht so sehr. Aber als ihr Freund sich von ihr trennt, stürzt sie in eine tiefe Krise. Denn sie hat sich von den meisten ihrer Freundinnen zurückgezogen, die sie nach der Trennung unterstützen könnten. Wahrscheinlich merken Sie schon: Der Verstand hat Frau Schubert den Vorschlag gemacht: „Iss wenig und treibe viel Sport, dann macht dein Leben wieder einen Sinn." Frau Schubert hat diesen Vorschlag sehr engagiert umgesetzt. Denn kurzfristig hat ihr der Vorschlag Halt gegeben. Und langfristig? Hat sie das wirklich einem sinnerfüllten Leben nähergebracht? Oder eher noch mehr Probleme geschaffen?

2.2 Meinem Problem einen Namen geben

Alle fünf Fallbeispiele haben einige Aspekte gemeinsam: Die Betroffenen waren mit einer Herausforderung in ihrem Leben konfrontiert, die Herausforderungen haben Leid hervorgerufen und gemeinsam mit diesem Leid ist ein unangenehmes inneres Erleben aufgetreten. Dieses innere Erleben kann sich in unterschiedlicher Form äußern: z. B. in belastenden Gedanken und Gefühlen, Körperempfindungen, Erinnerungen und Bildern. Viele Betroffene sind der Meinung, dass die Formulierung „belastendes inneres Erleben“ eine viel zu harmlose Beschreibung dessen ist, was sie quält. In der ACT wird daher oft auch mit der Metapher eines „inneren Monsters“ gearbeitet. Die Metapher des inneren Monsters geht auf den Psychotherapeuten Georg Eifert zurück (Eifert, 2022; Forsyth & Eifert, 2018). Wir verwenden im Folgenden beide Formulierungen, sowohl die etwas nüchterne Beschreibung „belastendes inneres Erleben“ als auch das „innere Monster“, das die Not gut auf den Punkt bringt.

Metapher: Das innere Monster auf dem Weg des Lebens

Sehen Sie sich das Bild in Ruhe an und beschreiben Sie zunächst, was Sie sehen. Wohin wollte die Person auf dem Bild fahren? Was ist auf dem Weg passiert?

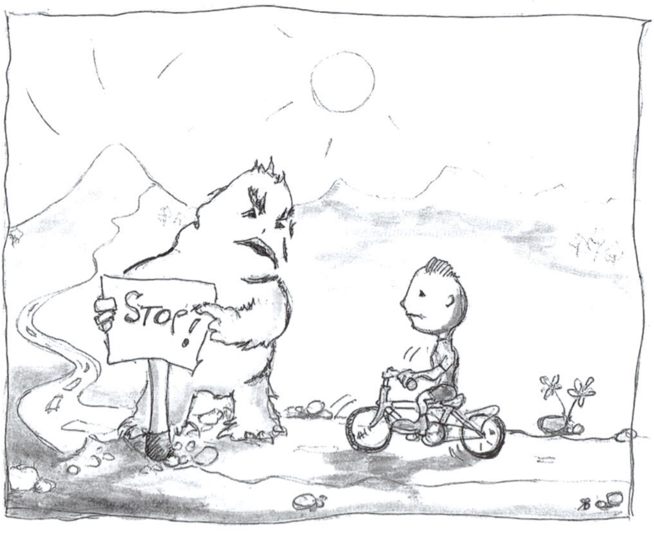

Überlegen Sie dann, was das Bild darüber aussagt, was passiert, wenn einem das innere Monster im Leben begegnet. Überlegen Sie auch, was man im Umgang mit dem inneren Monster tun kann.

Denken Sie schließlich auch noch darüber nach, ob das Bild Ihnen auch etwas darüber sagt, welche Auswirkung die Begegnung mit dem inneren Monster auf Ihr Leben hat.

Der folgende Kasten vermittelt Ihnen einen Eindruck davon, wie vielfältig sich das innere Monster äußern kann. Überlegen Sie schon, während Sie die Beispiele durchgehen, wie Ihr eigenes inneres Monster möglicherweise aussieht.

Merke: Das innere Monster – Beispiele für belastendes inneres Erleben

Beispiele für Gedanken, die Ihnen das Leben schwer machen können:
- Es könnte etwas Schlimmes passieren.
- Ich bin daran schuld.
- Ich bin alleine.
- Ich bin nicht gut genug.
- Ich könnte die Kontrolle verlieren.
- Mein Verhalten ist peinlich.
- Mit meinem Körper stimmt etwas nicht.

Beispiele für Gefühle, die Sie als besonders schmerzhaft erleben können:
- Ärger,
- Angst,
- Einsamkeit,
- Enttäuschung,
- Freudlosigkeit,
- Scham,
- Traurigkeit,
- Wut.

Beispiele für Bilder und Erinnerungen, die Sie quälen können:
- Demütigung,
- Lebensgefahr,
- Streit,
- Tod,
- Überfall,
- Unfall,

- Vergewaltigung,
- verlassen zu werden,
- Verletzung.

Beispiele für Körperempfindungen, die Sie gerade erleben könnten:
- Unruhe,
- Schmerz,
- Taubheit,
- Verspannung.

Das innere Monster hat viele verschiedene Gesichter. Überlegen Sie, welches innere Erleben Sie besonders belastet. Machen Sie sich dazu auch Notizen. Nutzen Sie Arbeitsblatt 2 (vgl. Anhang, Seite 110), um Ihr eigenes inneres Monster zu beschreiben.

2.3 Was ich bislang versucht habe, um dieses Problem zu lösen

In den Fallbeispielen in Kapitel 2.1 hat der Verstand den Betroffenen viele Lösungen vorgeschlagen, wie sie mit ihren belastenden Erfahrungen umgehen können. Diese Vorschläge lagen insbesondere auf der Ebene des *inneren Erlebens* (z.B. Grübeln, um eine Antwort zu finden) und des *äußeren Verhaltens* (z.B. einer schwierigen Situation aus dem Weg gehen). Diese Vorschläge des Verstandes bzw. Verhaltensweisen dienen also zunächst dazu, das innere Monster in Schach zu halten. Die Befolgung dieser Vorschläge hat den Betroffenen auch kurzfristig geholfen, ihr Leid zu mindern. Das gilt sowohl für das Grübeln als auch für das Vermeiden. Wir verwenden daher auch die Begriffe inneres Verhalten (z.B. Grübeln) und äußeres Verhalten (z.B. Vermeidung).

Weil dieses Verhalten kurzfristig hilfreich war, hat der Verstand diese Vorschläge in ähnlichen Situationen immer wieder gemacht. Das ist die Art und Weise, wie unser Verstand arbeitet: Er schlägt uns vor, diejenigen Dinge immer wieder zu tun, die kurzfristig am besten funktionieren. Das ist oft auch absolut sinnvoll. Wenn Sie die Erfahrung machen, dass Ihnen eine bestimmte Handlung bzw. Verhalten hilft, ein schwieriges Problem zu lösen (z.B. bei einer Reparatur im Haushalt oder an Ihrem Fahrrad), dann ist es hilfreich, wenn Ihr Verstand Ihnen dieses Verhalten immer wieder vorschlägt. In den Verhaltenswissenschaften spricht man von „Verstärkung“. Verstärkung bedeutet, dass wir ein Verhalten häufiger wählen, bei dem wir die Erfahrung machen, dass dieses kurzfristig hilfreich ist. In Kapitel 8 erhalten Sie noch weitere Informationen zu diesen verhaltenswissenschaftlichen Begriffen.

Beim Umgang mit belastenden Erfahrungen kann diese Eigenschaft Ihres Verstandes, also kurzfristig erfolgreiche Verhaltensweisen immer wieder vorzuschlagen, aber auch Nebenwirkungen haben. Denn wenn eine Person eine bestimmte Strategie im Umgang mit unangenehmen Gedanken und Gefühlen immer wieder wählt, kann daraus ein rigides Muster werden. Das Verhalten wird automatisch eingesetzt und es wird nicht so richtig darauf geachtet, ob es einen im gegenwärtigen Augenblick einem sinnerfüllten und lebendigen Leben näherbringt. Vielmehr verfolgen diese rigiden Verhaltensmuster oftmals lediglich das Ziel, dem unangenehmen inneren Erleben aus dem Weg zu gehen. Man nennt das in den Verhaltenswissenschaften auch „Vermeidung“.

Metapher: Das innere Monster auf dem Weg des Lebens

Die beiden folgenden Bilder setzen die Geschichte von Seite 26 fort. Sehen Sie sich die beiden Bilder in Ruhe an und beschreiben Sie zunächst, was Sie dort sehen.

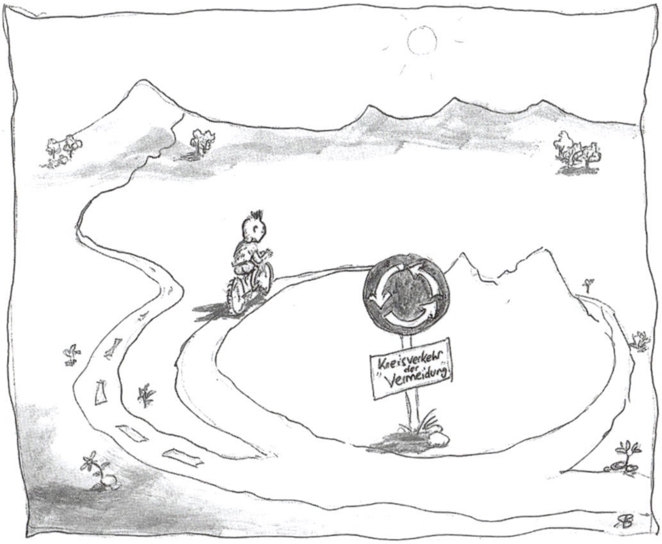

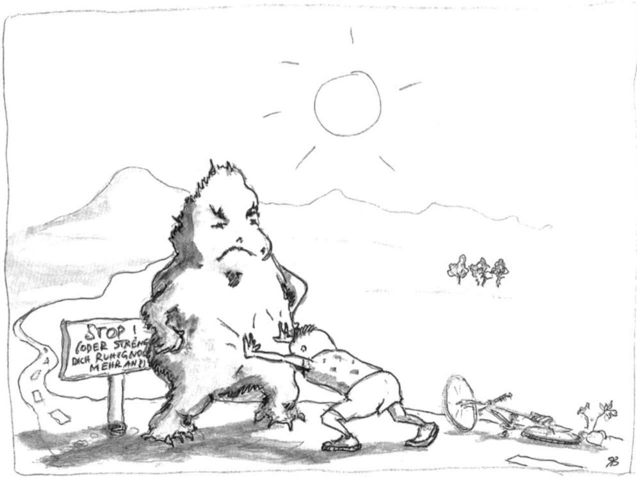

Überlegen Sie dann, was die Bilder darüber aussagen, wie Menschen mit belastenden Erfahrungen bzw. mit einem belastenden inneren Erleben umgehen können. Kennen Sie Beispiele für die Vermeidung des inneren Monsters oder Beispiele für den Kampf mit dem inneren Monster?

Überlegen Sie dann auch, was die Auswirkungen davon sind, auf diese Art und Weise mit dem inneren Erleben umzugehen. Was passiert kurzfristig? Hilft es langfristig? Und was passiert mit dem Leben, das man eigentlich führen will?

Stellen Sie sich die Frage, ob es eine Alternative dazu gibt, den Kampf mit dem inneren Monster aufzunehmen? Oder eine Alternative dazu, in den Kreisverkehr der Vermeidung abzubiegen?

Denken Sie abschließend auch noch darüber nach, ob die Bilder Ihnen etwas darüber sagen, welche Auswirkungen Ihr gegenwärtiger Umgang mit Ihrem inneren Erleben auf Ihr eigenes Leben hat.

Es besteht die Gefahr, dass man sich im Kampf mit dem inneren Monster verstrickt und dabei andere Dinge im Leben zu kurz kommen. Diese Verstrickung mit dem inneren Monster kann unterschiedliche Formen annehmen. Sehen Sie sich die Beispiele im folgenden Kasten an und überlegen Sie, ob auch Sie sich manchmal im Kampf mit dem inneren Monster verstricken.

Merke: Der Kampf mit dem inneren Monster – Beispiele für Verhalten, in das man sich verstricken kann

Beispiele für „inneres Verhalten“ bzw. Denken:

- Grübeln (sich fragen, woher das kommt): „Warum geht es mir so schlecht?“, „Warum bin ich so geworden, wie ich bin?“, „Warum behandeln mich andere immer so?“ etc.
- Sorgen (sich Gedanken machen, was noch passieren könnte): „Was, wenn etwas Schlimmes passiert?“, „Was, wenn das immer wieder passiert?“, „Was, wenn es immer schlimmer wird?“ etc.
- Gedanken und Gefühle wegschieben: „Ich halte das nicht aus.“ „Ich muss mich davon ablenken.“ „Meine Gefühle sind zu intensiv.“ etc.
- Selbstabwertung (sich selbst in eine Schublade stecken): „Ich bin nicht gut genug.“ „Keiner mag mich.“ „Ich schaffe das nicht.“ etc.

Beispiele für „äußeres Verhalten“ bzw. Handlungen:

- Vermeidung (Dingen aus dem Weg gehen, die sich unangenehm anfühlen): Aufgaben nicht erledigen aus Sorge vor Überforderung; Supermarkt nicht besuchen, um Panikattacken zu vermeiden; Blickkontakt meiden aus Angst vor Scham; etc.
- Kontrolle (alles dafür tun, dass ein befürchtetes Ereignis nicht eintritt): Immer wieder kontrollieren, ob alles in Ordnung ist; sich bis ins kleinste Detail vorbereiten, damit ja nichts schiefgehen kann; auf der eigenen Sichtweise beharren, um auf jeden Fall verstanden zu werden; etc.
- Selbstberuhigung (Dinge tun, nur um den Schmerz nicht zu spüren): Alkohol trinken, um den Schmerz aushalten zu können; sehr viel essen, weil man denkt, dass man vor Wut sonst platzt; nichts essen, um das Leben wieder unter Kontrolle zu bekommen; etc.
- Unterwerfung (etwas tun, nur weil der Verstand es einem gerade sagt): Zum Handy greifen, weil das Verlangen danach gerade so groß ist; jemanden anschreien, weil man gerade so wütend ist; jedes Mal den Arzt aufsuchen, wenn etwas im Körper wahrgenommen wird; etc.

Unser Verstand macht uns vielfältige Lösungsvorschläge für den Umgang mit dem belastenden inneren Erleben. Überlegen Sie, welche dieser Lösungsvorschläge Sie besonders häufig befolgen und notieren Sie diese im Arbeitsblatt 3 (vgl. Anhang, Seite 111). Wie reagieren Sie typischerweise, wenn sich Ihr inneres Monster Ihnen in den Weg stellt?

Bevor wir fortfahren, möchten wir noch einmal daran erinnern, dass Gedanken, Gefühle und Erinnerungen meist „automatisch" auftreten. Wir haben wenig Einfluss darauf, was wir denken oder fühlen. Wie wir auf diese Gedanken, Gefühle und Körperwahrnehmungen reagieren, wie wir uns also verhalten, wenn Belastendes auftritt, ist für sich genommen weder „richtig" noch „falsch". Jeder Mensch macht manchmal Dinge, nur um das innere Monster zum Schweigen zu bringen. Es geht also nicht darum, ein bestimmtes Verhalten als „falsch" einzustufen und dieses Verhalten für immer aus Ihrem Verhaltensrepertoire zu streichen. Es geht vielmehr darum, sich aus der Verstrickung im Kampf mit dem inneren Monster zu lösen, indem Sie flexibel entscheiden, ob Sie ein bestimmtes Verhalten gerade wählen möchten oder eben auch nicht.

Klingt etwas zu kompliziert? Wenn Sie dies gerade denken, haben Sie Ihren lösungsorientierten Verstand vielleicht dabei ertappt, wie er ungeduldig wird und für alles möglichst schnell Antworten finden will. Aber vielleicht hilft Ihnen dieses „möglichst schnell" gerade nicht weiter. Lächeln Sie Ihrem ungeduldigen Verstand zu und gehen Sie weiterhin Schritt für Schritt durch dieses Buch. Es braucht etwas Zeit, Geduld und Übung, aber es lohnt sich.

Hintergrund: Sind Grübeln und Sorgen nicht auch hilfreich?

Manchmal macht der Verstand den Vorschlag, grübelnd in die Vergangenheit einzutauchen („Warum ist das passiert?") oder sich über die Zukunft Sorgen zu machen („Was, wenn es noch schlimmer wird?"). Dieses Sich-Festhaken in der Vergangenheit oder Zukunft kann auch andere Formen annehmen, beispielsweise wenn man viel darüber nachdenkt, wie schön es einmal war oder was man alles machen wird, wenn dieses und jenes endlich geschafft ist. Nachdenken über die Vergangenheit kann hilfreich sein, denn manchmal findet man dabei ja tatsächlich eine wichtige Antwort oder eine schöne Erinnerung. Auch Sorgen können hilfreich sein, schließlich sind sie der Mechanismus, mit dem unser Verstand sich auf zukünftige Herausforderungen vorbereitet. Wenn man sich allerdings rigide und ständig mit Grübeln und Sorgen beschäftigt, dann geht das Leben im Hier und Jetzt verloren. Dann übersieht man möglicherweise, was es im Augenblick gerade Angenehmes zu erleben gibt oder was man gerade Wichtiges beachten sollte.

2.4 Funktionieren diese Problemlöseversuche?

Die Fallbeispiele in Kapitel 2.1 zeigen, dass bei den Betroffenen einige rigide Muster langfristig dazu führten, dass sie sich immer weiter in das Problem verstrickt haben. Dadurch ist ihr Leid immer größer geworden. Das Leid hat gewissermaßen Kreise gezogen (siehe auch den folgenden Kasten):

- Die Betroffenen wurden immer unflexibler im Umgang mit ihrem Leid. Sie wurden immer abhängiger von den Versuchen, ihr Leid auf eine bestimmte Art und Weise loszuwerden, und verloren dabei andere mögliche Bewältigungsstrategien aus dem Auge.
- Die Versuche, das Leid loszuwerden, führten dazu, dass die Betroffenen immer weniger Dinge getan haben, die ihnen vorher am Herzen lagen. So haben sie sich von einem sinnerfüllten und lebendigen Leben entfernt.

Merke: Natürliches Leid und Leid, das Kreise zieht

Es gibt einerseits das natürliche Leid, also schmerzhaftes inneres Erleben, welches bei Herausforderungen unweigerlich auftritt. So tut es uns beispielsweise weh, wenn uns ein geliebter Mensch verlässt. Oder wir haben Angst, wenn ein Arzt uns mitteilt, dass wir möglicherweise eine schwere Krankheit haben. Es gibt beliebig viele Beispiele, wo belastende oder schmerzhafte Emotionen als Folge bestimmter Ereignisse auftreten. Bezeichnend für diese Art von Emotionen ist, dass sie bei fast allen Menschen auftreten. So ist es auch für fast jede Person nachvollziehbar und verständlich, wenn wir in dieser bestimmten Art und Weise emotional reagieren. Ein weiteres Merkmal von natürlichem Leid ist, dass es mit der Zeit auch vergeht: „Die Zeit heilt alle Wunden" ist ein bezeichnender Sinnspruch für diese Erfahrung.

Andererseits gibt es auch das Leid, das Kreise zieht. Dieses Leid entsteht in der Folge von rigiden Versuchen, das schmerzhafte innere Erleben zu beseitigen. Ein Beispiel hierfür wäre, wenn wir nicht wahrhaben wollen, dass wir verlassen worden sind, und uns immer wieder ausmalen, dass der geliebte Mensch zurückkehrt. Wenn wir dann an gar nichts mehr anderes denken können, uns von unseren Freunden zurückziehen, weil der Kontakt zu den Freunden nur an den geliebten Menschen erinnert. Wenn wir dabei immer trauriger und einsamer werden, dann hat das Leid Kreise gezogen: Zum Schmerz des Verlassenwerdens ist die Traurigkeit bei jedem Kontakt mit den alten Freunden gekommen und zudem die Einsamkeit, die sich nach dem Rückzug von diesen

Freunden eingestellt hat. Das Leid, das Kreise zieht, erkennt man auch daran, dass sich das Leben nicht mehr sinnerfüllt und lebendig anfühlt. Stattdessen scheint es sich nur noch um das Leid zu drehen beziehungsweise um die Lösungsversuche, die unser Verstand uns vorschlägt, um das natürliche Leid nicht mehr zu spüren (z.B. Rückzug von Freunden, die einen an den geliebten Menschen erinnern). Die Zeit heilt dann eben nicht „alle Wunden", sondern unsere Versuche, das natürliche Leid nicht zuzulassen (z.B. die Trauer über die Trennung nicht zu akzeptieren), wirken wie Kratzer, mit denen wir die Wunde immer wieder aufreißen.

Möglicherweise kann es auch für Sie hilfreich sein, zu erkennen, auf welche Art und Weise natürliches Leid in Ihrem Leben Kreise zieht. Führen Sie zu diesem Zweck am besten die folgende Übung durch. Die Fragen in der Übung können Ihnen helfen, Ihre Strategien im Umgang mit dem belastenden inneren Erleben zu erkennen.

Übung: Erkennen, wann das Leid bei mir Kreise zieht

- Setzen Sie sich bequem auf Ihren Stuhl und nehmen Sie sich einen Moment Zeit, ganz im Hier und Jetzt anzukommen.
- Spüren Sie, wie Ihre Füße fest auf dem Boden stehen und der Stuhl Sie stützt. Achten Sie ein paar Atemzüge lang auf den Fluss Ihrer Atmung. So als ob es gerade nichts Wichtigeres gäbe.
- Lesen Sie in Ruhe die folgenden Fragen durch. Erzwingen Sie auf diese Fragen keine Antworten, sondern lassen Sie diese Fragen einfach auf sich wirken und beobachten einmal, welche Antworten Ihnen in den Sinn kommen. Es gibt keine richtigen und falschen Antworten. Es kann auch sein, dass Ihnen erst einmal gar nichts einfällt.
- Was belastet Sie aktuell besonders stark? Welche Gedanken und Gefühle? Welche Körperempfindungen? Welche Bilder und Erinnerungen? Vielleicht kreisen Ihre Gedanken auch um unerfüllte Sehnsüchte. Wir nennen all das Ihr inneres Erleben.
- Was sagt Ihnen Ihr Verstand, wie Sie sich verhalten sollen, wenn dieses innere Erleben auftaucht? Welche Lösungsvorschläge macht er Ihnen? Bei den *Vorschlägen*, also „irgendetwas zu machen", kann es sich um ganz unterschiedliche Verhaltensweisen handeln (sich ablenken, schnell an etwas anderes denken, weglaufen etc.).

- Welche dieser Vorschläge befolgen Sie immer wieder? Die Verhaltensweisen, die Sie immer wieder nutzen, um mit Ihrem inneren Erleben nicht in Kontakt zu kommen, werden *Vermeidungsmuster* genannt. Diese Vermeidungsmuster sind kurzfristig oft sehr wirksam und werden daher immer wieder angewendet, um das unangenehme innere Erleben loszuwerden bzw. zu kontrollieren.
- Wählen Sie ein bestimmtes Verhalten aus, das Sie häufig zeigen und das Ihnen gerade wichtig erscheint. Fragen Sie sich nun, was dieses *Verhalten* bewirkt. Was wird durch dieses Verhalten möglicherweise *kurzfristig* besser?
- Und was gilt *langfristig*? Kommt das belastende innere Erleben wieder? Ist dieses Verhalten geeignet, um das belastende innere Erleben wirklich dauerhaft zu beseitigen?
- Zu welchen *Auswirkungen* führt das Verhalten? Hilft Ihnen dieses Verhalten, das Leben zu führen, welches Sie gerne führen möchten? Oder entfernen Sie sich dadurch eher von einem sinnerfüllten und lebendigen Leben?
- Machen Sie sich jetzt eine *Zusammenfassung:* Wie hilfreich sind Ihre Vermeidungsmuster auf lange Sicht? Könnte es sein, dass es Zeit ist, einige dieser Verhaltensweisen aufzugeben und etwas Neues im Umgang mit dem belastenden inneren Erleben auszuprobieren?
- Fragen Sie sich, ob Sie *bereit* sind, einige dieser Verhaltensweisen aufzugeben und einen neuen Weg auszuprobieren. Bitte erzwingen Sie auch hier keine Antwort. Lassen Sie die Antwort einfach kommen, so wie sie ist. Selbst wenn die Antwort „nein" lautet.
- Nehmen Sie sich jetzt einen Moment Zeit, wieder im Hier und Jetzt anzukommen. Achten Sie für einige Atemzüge auf Ihre Atmung und spüren Sie, wie Sie auf Ihrem Stuhl sitzen.
- Dann, wenn Sie bereit sind, kommen Sie wieder ganz in der Gegenwart an.

Wenn Sie merken, dass diese Übung Sie gerade emotional aufwühlt, dann nehmen Sie sich ruhig noch einen Moment Zeit, um anzuerkennen, wie Sie sich gerade fühlen:

- Vielleicht werden Sie hoffnungslos, weil Sie merken, dass einige Ihrer bisherigen Verhaltensweisen Ihnen nicht weiterhelfen.
- Oder Sie werden wütend, weil Sie denken, dass Sie doch Ihr Bestes gegeben haben und es einfach nicht funktioniert. Verweilen Sie einen Moment bei diesen Gefühlen.

Machen Sie sich bewusst, dass Sie sich wirklich Mühe gegeben haben, Ihr belastendes inneres Erleben loszuwerden. Sie waren nicht faul, Sie haben nichts falsch gemacht, Sie haben einfach befolgt, was Ihr Verstand Ihnen vorgeschlagen hat.

Vertrauen Sie Ihrer Erfahrung

> Bei den zurückliegenden Übungen haben Sie versucht, Ihr belastendes inneres Erleben zu beschreiben. Möglicherweise haben Sie dabei erkannt, welche Verhaltensweisen Sie immer wieder einsetzen, wenn dieses belastende innere Erleben auftritt. Sie haben dann darüber nachgedacht, ob diese Strategien hilfreich waren oder ob Sie sich in Verhaltensmuster verstrickt haben. Fassen Sie diese Beobachtungen bitte noch einmal im Arbeitsblatt 4 (vgl. Anhang, Seite 112) zusammen. Da es sinnvoll ist, dieses Arbeitsblatt auch für das weitere Üben zu nutzen, sollten Sie sich einige Kopien erstellen, bevor Sie es erstmalig ausfüllen.

Die folgende Übung hilft Ihnen dabei, herauszufinden, ob Sie sich gerade in einen Kampf mit Ihrem Problem verstrickt haben. Wir empfehlen Ihnen, diese Übung in den kommenden Tagen zu festen Zeiten in Ihren Alltag einzubauen. Stellen Sie sich einen Wecker (z. B. einmal morgens, einmal mittags und einmal abends) und führen Sie die Übung durch.

Übung: Ist es hilfreich oder nicht?

Halten Sie für einen Augenblick inne und fragen Sie sich Folgendes: Was mache ich gerade? Was erlebe ich gerade? Worauf ist mein Verhalten gerade ausgerichtet?

Sind mein ganzes Denken und Handeln gerade darauf ausgerichtet, von meinem inneren Erleben wegzukommen oder es zu kontrollieren?

Oder richte ich mein Denken und Handeln darauf, in diesem Augenblick einen Schritt in Richtung eines sinnerfüllten und lebendigen Lebens zu machen?

Und jetzt: Üben, üben, üben

Im Arbeitsblatt 4 (vgl. Anhang, Seite 112) haben Sie zusammengefasst, wie bestimmte Verhaltensweisen im Umgang mit Ihrem belastenden inneren Erleben dazu führen, dass das Leid in Ihrem Leben immer weitere Kreise zieht. Bislang haben Sie diese Übungen sozusagen aus der Vogelperspektive gemacht. Sie haben wahrscheinlich erst einmal sehr allgemein darauf geschaut, was Sie in Ihrem Leben gerade belastet und welche Lösungsvorschläge Ihres Verstandes zu rigiden Mustern werden, die Sie in einen aussichtslosen Kampf mit dem inneren Erleben verstricken.

Wie erwähnt, können Sie das Arbeitsblatt 4 immer wieder einsetzen. Besonders würden wir Ihnen empfehlen, in folgenden Situationen damit zu arbeiten und vielleicht noch etwas genauer hinzusehen:

- Wenn Sie einen *neuen Umgang mit Ihren Problemen ausprobiert* haben (vgl. hierzu die Kapitel 3 bis 6), könnte es sein, dass sich Ihr Blick auf das, was Sie belastet, verändert. Wenn Sie dann das Arbeitsblatt 4 noch einmal ausfüllen, dann könnte Ihnen dies helfen, Ihre Situation noch besser zu verstehen. Oder Sie bemerken, dass Sie bei der Wahl Ihres Verhaltens bereits flexibler geworden sind.
- Vielleicht sind Sie auch mit einer *neuen Herausforderung* konfrontiert. Beispielsweise, weil sie *neue Symptome* bemerken, die sie bislang nicht belastet haben. Oder weil eine *schwierige Situation* eingetreten ist, die Sie aus dem Gleichgewicht bringt. Auch dann sollten Sie das Arbeitsblatt 4 noch einmal ausfüllen.

Den Kampf mit dem inneren Monster aufgeben

Metapher: Das innere Monster auf dem Weg des Lebens

Sehen Sie sich das folgende Bild einmal an. Es setzt die Geschichte von den Seiten 26, 29 und 30 fort. Beschreiben Sie einige Details, die Sie sehen.

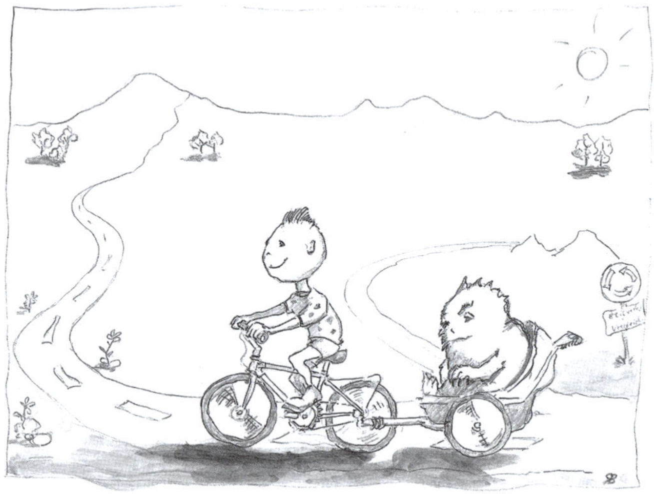

Überlegen Sie dann, was Ihnen das Bild darüber sagt, welche Alternative es zum Kampf mit dem inneren Erleben gibt. Was passiert mit dem inneren Erleben, wenn man aufhört, es zu bekämpfen? Was passiert dann mit dem Weg, den man nehmen wollte?

Denken Sie abschließend darüber nach, ob das Bild Ihnen auch etwas darüber sagt, was Sie im Umgang mit Ihrem inneren Monster anders machen können. Sind Sie bereit dazu?

Vermutlich bemerken Sie bei der Betrachtung Ihres ausgefüllten Arbeitsblatts 4, dass einige Ihrer Verhaltensweisen es Ihnen eher schwer machen, das Leben zu führen, welches Sie führen möchten. Möglicherweise reift in Ihnen der Entschluss, dass es an der Zeit ist, einige dieser Strategien aufzugeben und einen anderen Umgang mit dem belastenden inneren Erleben auszuprobieren.

Wofür könnte es sich lohnen, diesen Schritt zu machen? Könnten Sie vielleicht die Erfahrung machen, dass es hilfreich sein kann, den Kampf mit dem schmerzhaften inneren Erleben aufzugeben? Möglicherweise geben Sie den Kampf mit dem inneren Monster auf und machen sich wieder auf den Weg zu einem sinnerfüllten und lebendigen Leben, selbst wenn das Monster auf diesem Weg immer wieder auftaucht (siehe Kasten vorher).

Vielleicht bemerken Sie jetzt gerade, dass Ihr Verstand beginnt zu rebellieren („Aber ich habe doch mein Bestes getan, das muss doch funktionieren") oder es wird Ihnen bewusst, dass Sie ganz hoffnungslos werden und Ihr Verstand Ihnen sagt: „Ich weiß gar nicht, wie ich anders mit all dem umgehen soll, was mich gerade belastet."

Wenn Ihr Verstand Ihnen sagt: *„Ich habe doch mein Bestes getan"*, dann geben Sie ihm ruhig ein wenig recht. Sie haben nichts falsch gemacht. Denn Ihr Verstand sorgt ja wirklich in den meisten Situationen in Ihrem Leben großartig für Sie. Und es ist schmerzhaft zu erkennen, dass eine Strategie, in die man viel Kraft investiert hat, im Augenblick gerade nicht funktioniert. Erinnern Sie sich noch einmal daran: Es geht nicht darum, ob ein bestimmtes Verhalten richtig oder falsch ist. Es geht um die Frage, ob es Ihnen in einer bestimmten Situation dabei hilft, ein sinnerfülltes und lebendiges Leben zu führen. Erinnern Sie sich auch an die Metapher Ihres Verstandes als leistungsfähige Maschine, die auch einmal eine Wartung benötigt, damit kleine Fehler, die sich einschleichen, nicht zu großen Problemen führen (vgl. den Metapher-Kasten in Kapitel 2.1).

Und wenn Ihr Verstand Ihnen sagt: *„Ich kann aber nicht anders"*, hat er natürlich auch irgendwie recht. Sie geben sich wirklich große Mühe. Und es macht zunächst hoffnungslos zu erkennen, dass die aktuellen Verhaltensmuster nicht helfen. Vertrauen Sie ruhig diesem Gefühl: Vielleicht führen die alten rigiden Verhaltensmuster wirklich nicht weiter. Vielleicht ist es Zeit, in Ihrem Kampf mit dem inneren Erleben eine Pause zu machen. Sie wissen vielleicht noch nicht so richtig, was an die Stelle dieses Kampfes treten soll. Sie sind noch unsicher, wie Sie zukünftig mit dem umgehen können, was Sie gerade belastet. Das ist ganz normal. An dieser Stelle geht es einzig und alleine darum, zu erkennen, welche Verhaltensmuster möglicherweise nicht weiterhelfen, und dann darum, eine Entscheidung zu treffen, auf den Einsatz dieser Strategien zu verzichten, zumindest für eine gewisse Zeit.

Wie geht es Ihnen gerade?

Bevor wir zum nächsten Kapitel kommen: Beobachten Sie für einen Moment, wie es Ihnen jetzt gerade geht, mit dem, was Sie bereits bearbeitet haben. Vielleicht sagt Ihnen Ihr Verstand gerade: „Ich bin nicht gut genug, um das zu schaffen", oder: „Allein bekomme ich das nicht hin", oder: „Es ist anstrengend, ich schaffe das alles nicht." Wenn dem so ist, dann halten Sie einen kurzen Moment inne und überlegen Sie: Haben Sie sich vielleicht in diesem Augenblick in einen Gedanken verstrickt, den Sie bereits seit langer Zeit kennen? Wann ist dieser Gedanke in Ihrem Leben zum ersten Mal aufgetreten? Merken Sie, dass dieser Gedanke immer wieder in Ihrem Leben auftritt? Vielleicht erzählt Ihr Verstand Ihnen gerade in gewissem Sinne eine „alte Geschichte", welche tief in Ihrer Lebenserfahrung verwurzelt ist.

Es ist möglicherweise belastend zu erkennen, dass man sich in unflexiblen und rigiden Mustern oder in alten Geschichten verstrickt hat. Denn diese Erkenntnis kann schmerzhaft sein. Gleichzeitig kann diese Erkenntnis ein erster Schritt sein, damit Sie freier und selbstbestimmter reagieren können, auf das, was Sie um sich herum und in Ihrem Inneren erleben. Ein zentraler Schritt für diese Befreiung ist der Erwerb der Fertigkeit, innere Ereignisse zu beobachten und zu benennen. Das eröffnet die Möglichkeit, auf diese auf eine Art und Weise zu reagieren, die ein lebendiges und sinnerfülltes Leben ermöglicht.

3 Was mache ich jetzt? – Einige erste Übungen

3.1 Meine Alternative: Was mache ich, wenn mein alter Weg nicht funktioniert?

In den folgenden Kapiteln werden wir Sie dazu einladen, neue Fertigkeiten auszuprobieren, die Ihnen helfen, aus dem Kampf mit dem inneren Erleben auszusteigen und Schritte in Richtung eines sinnerfüllten und lebendigen Lebens zu tun. Wir sprechen an dieser Stelle von Fertigkeiten, weil wir davon ausgehen, dass Sie diese Fertigkeiten bereits in einem gewissen Ausmaß besitzen und weil wir der festen Überzeugung sind, dass Sie diese Fertigkeiten durch Übung weiter verbessern können. Wir unterscheiden also zwischen Fertigkeiten und Übungen:

- *Übungen* sind konkrete Vorschläge, die wir Ihnen machen, einmal auszuprobieren. Einen Teil der Übungen machen Sie, während Sie mit diesem Ratgeber arbeiten. Die Übungen können Sie aber auch in Therapiesitzungen mit Ihrer Therapeutin bzw. Ihrem Therapeuten durchführen.
- *Fertigkeiten* beschreiben einen bestimmten Umgang mit Herausforderungen in Ihrem Alltag. Diese Fertigkeiten setzen Sie in Ihrem Alltag manchmal bewusst und manchmal ganz automatisch ein. Anhand der Übungen können Sie die Fertigkeiten noch verbessern.

Im Wesentlichen üben Sie in diesem Buch die folgenden Fertigkeiten:

- Im Kapitel 4 („Im Hier und Jetzt bleiben") üben Sie, im gegenwärtigen Augenblick präsent zu sein und anzunehmen, was Sie im gegenwärtigen Augenblick erleben.
- Im Kapitel 5 („Mich aus der Verstrickung mit meinen Gedanken lösen") üben Sie den Umgang mit belastenden Gedanken, die Sie an einem sinnerfüllten Leben hindern.
- Im Kapitel 6 („Tun, was mir wichtig ist") üben Sie, zu erkennen, was für Sie persönlich ein sinnerfülltes Leben ist, und entsprechend zu handeln.

Die Vermittlung dieser Fertigkeiten folgt einer Reihenfolge, wie sie für die meisten Menschen erfolgversprechend ist. Es kann aber auch sein, dass Sie persönlich eine andere Reihenfolge wählen möchten. Aus diesem Grund finden Sie hier noch einige Anhaltspunkte, wann sich welches Kapitel besonders eignet:

- Die Hinweise und Übungen in Kapitel 4 sind insbesondere dann hilfreich, wenn die Not gerade besonders groß ist. Wenn Sie bemerken, dass die Wogen in Ihrem Leben gerade hochschlagen und Sie sich wie hin und her geworfen fühlen von Gedanken und Gefühlen, die Sie gerade belasten, dann ist es gut, mit diesem Kapitel zu starten. Ein anderer Grund, mit diesem Kapitel anzufangen, wäre, wenn Sie merken, dass Sie sich in Sorgen über die Zukunft oder Grübeln über Vergangenes verstrickt haben. Das Kapitel ist auch sehr gut geeignet, wenn Sie bemerken, dass Sie auf Herausforderungen in Ihrem Leben gerade sehr impulsiv reagieren. Das Kapitel 4 wird den Sturm vielleicht nicht beenden, es könnte Ihnen aber Halt geben im Sturm. Es ist daher auch das erste Kapitel, weil die darin vermittelten Fertigkeiten eine geeignete Grundlage sind, um die anderen Fertigkeiten zu erlernen.
- Das Kapitel 5 eignet sich vor allem dann, wenn Sie bemerken, dass Ihr Verstand sich immer wieder in bestimmte Gedanken verstrickt, und es so schwer wird, ein sinnerfülltes und lebendiges Leben zu führen. Dieses Verstricken in Gedanken kann unterschiedliche Formen annehmen, wie wir bereits beschrieben haben. Es kann sein, dass es „alte Geschichten“ sind wie „Ich bin nicht gut genug“ oder „Ich bin alleine“, die es Ihnen immer wieder schwer machen, das zu tun, was Ihnen am Herzen liegt. Oder Ihr Verstand verstrickt sich in den Versuch, Probleme durch Grübeln („Warum ist das so?“) und Sorgen („Was, wenn es noch schlimmer kommt?“) zu lösen. Zugleich versuchen wir oft, gegen belastende Gedanken anzukämpfen oder ihnen aus dem Weg zu gehen. All dies macht es schwer, ein sinnerfülltes und lebendiges Leben zu führen. Daher soll dieses Kapitel helfen, belastende Gedanken besser annehmen zu können, um dadurch wieder den Blick frei zu haben und das Leben wieder in die gewünschte Richtung lenken zu können.
- Das Kapitel 6 eignet sich ebenfalls für unterschiedliche Situationen. Ein Grund, dieses Kapitel zu lesen, ist, wenn Sie bemerken, dass Sie mit aller Kraft versuchen, Anforderungen gerecht zu werden, die andere an Sie stellen. Oder Sie lesen das Kapitel, wenn Sie sehr stark allgemeinen Regeln folgen und sich nur selten fragen, was Sie selbst eigentlich wollen. Das Kapitel eignet sich auch sehr gut, wenn Sie gerade den Eindruck haben, dass

Sie keine Orientierung in Ihrem Leben haben oder Ihr Leben den Sinn verloren hat. Oder wenn Sie bemerken, dass ein bestimmter Lebensbereich in Ihrem Alltag gerade zu kurz kommt (z. B. Sie vor lauter Arbeit für andere Dinge keine Zeit mehr haben). In diesen Fällen könnten Sie sich entscheiden, direkt mit dem Kapitel 6 anzufangen.

Am besten gelingt das Leben, wenn man alle diese Fertigkeiten im Alltag gut beherrscht. Es ist ein wenig wie Fahrrad fahren: Im Hier und Jetzt bleiben hilft einem, den Lenker gerade zu halten. Wenn man in die linke Pedale tritt, dann löst man sich aus der Verstrickung mit dem inneren Erleben und wenn man in die rechte Pedale tritt, dann bewegt man sich in die Richtung auf das zu, was einem wichtig ist. Für das Fahrradfahren ist es wichtig, all diese drei Bewegungen gut zu koordinieren: Lenker gerade halten, linke Pedale treten, rechte Pedale treten. Wenn man eine Bewegung auslässt, dann fällt man hin. Wenn man alle drei gut koordiniert, dann kommt man zwar auch immer wieder für einen Moment aus dem Gleichgewicht, man kann sich aber dennoch vorwärtsbewegen. Und genauso ist es für ein gelingendes Leben wichtig, dass alle in diesem Buch vermittelten Fertigkeiten gut zusammenspielen: Im Hier und Jetzt bleiben, sich aus der Verstrickung mit dem inneren Erleben lösen und tun, was einem wichtig ist. Dann wird es zwar weiterhin Dinge geben, die einen belasten, man bewegt sich aber stetig in Richtung auf ein sinnerfülltes und lebendiges Leben.

Möglicherweise wird Ihr Verstand Ihnen beim Lesen gerade immer wieder folgende Vorhersage machen: „Das klappt bei mir sowieso nicht." Oder Ihr Verstand macht Ihnen den Vorschlag: „Du musst diese Fertigkeiten jetzt ganz fest üben, dann geht es dir bald nicht mehr so dreckig." Lesen Sie dazu auch den Text im folgenden Kasten.

Stolpersteine

- *„Das klappt bei mir sowieso nicht":* Wenn Ihr Verstand skeptisch ist, ob eine Übung helfen wird, dann ist das gut nachvollziehbar. Es erfordert tatsächlich Mut, neue Dinge auszuprobieren. Vielleicht hat vieles von dem, was Sie bislang versucht haben, nicht funktioniert. Das ist vielleicht ermüdend. Ihr Verstand könnte deswegen verständlicherweise unsicher sein, ob eine weitere Übung Ihnen helfen wird. Vielleicht können Sie sich dann Folgendes sagen: „Ich versuche es einfach einmal, auch wenn ich noch unsicher bin." Das wäre ein ganz wertvoller erster Schritt. Und dann üben Sie ein paar Mal und beobachten, welche Erfahrungen Sie damit machen.

- *„Du musst ganz fest üben, dann geht es dir bald nicht mehr so dreckig"*: Wenn Ihr Verstand Ihnen sagt „Mach die Übungen, damit es dir schnell besser geht", dann ist auch das gut nachvollziehbar. Ist es nicht das, was alle sagen? „Gib dir nur Mühe, dann wird das schon!" Allerdings macht Ihnen Ihr Verstand da vielleicht ein Versprechen, von dem Sie bereits wissen, dass es nicht so schnell eingelöst werden kann. Auch neue Fertigkeiten werden nicht unmittelbar dazu führen, dass die Dinge, die Sie belasten, aus Ihrem Leben verschwinden. Dadurch, dass Sie jetzt etwas Neues ausprobieren, kann es sogar vorkommen, dass Sie sich zunächst einmal noch stärker in Kontakt mit dem bringen, was Sie gerade belastet. Und gleichzeitig kann die Anwendung der neuen Fertigkeiten dazu führen, dass das, was Sie belastet, Sie nicht mehr daran hindert, ein sinnerfülltes und lebendiges Leben zu führen. Unser Rat ist also: Bleiben Sie dran, aber bleiben Sie locker! Das Fahrradfahren gelingt am besten, wenn Sie sich nicht so stark auf die linke oder die rechte Pedale konzentrieren, sondern darauf, wo Sie gerade hinfahren.

Sie haben es schon gemerkt: In diesem Ratgeber geht es immer wieder um die Frage, was Ihnen hilft, ein sinnerfülltes und lebendiges Leben zu führen. Das Buch ist wie ein Training, das sich auf diese Zielsetzung ausrichtet. Damit Sie selbst überprüfen können, ob Sie mit dem Erwerb neuer Fertigkeiten auf dem richtigen Weg sind, haben wir für Sie das Arbeitsblatt 5 erstellt.

> Arbeitsblatt 5 (vgl. Anhang, Seite 114) soll Ihnen dabei helfen, Ihre Erfahrungen mit dem Training von Fertigkeiten zu dokumentieren. Stellen Sie sich am besten einen Wecker und füllen Sie die „Tagebuchkarte" mehrfach am Tag aus (z. B. um 9.00 Uhr, 12.00 Uhr, 15.00 Uhr, 18.00 Uhr und um 21.00 Uhr).

Wenn Sie auf diese Weise die Erfahrung machen, dass eine der vermittelten Fertigkeiten Ihnen auf Ihrem Weg zu einem sinnvollen und lebendigen Leben hilft, dann behalten Sie das Training dieser Fertigkeiten bei, auch wenn es manchmal Rückschritte gibt. Und wenn Sie die Erfahrung machen, dass eine bestimmte Übung Ihnen absolut nicht zu helfen scheint, dann vertrauen Sie auch dieser Erfahrung. Legen Sie diese Übung dann erst einmal wieder auf die Seite. Vielleicht ist diese Übung im Moment einfach nichts für Sie. Möglicherweise kommen Sie zu einem späteren Zeitpunkt darauf zurück und machen dann die Erfahrung, dass diese Übung doch hilfreich ist.

3.2 Einmal nicht auf die Vorschläge des Verstandes hören

Ein erster Schritt auf dem neuen Weg kann sein, eine Zeit lang auf gewohnte Verhaltensmuster zu verzichten. Im Folgenden finden Sie dazu drei Übungen. Diese Übungen passen zu den im Kasten „Der Kampf mit dem inneren Monster" (vgl. Seite 31) dargestellten Beispielen für Verhaltensmuster, in die man sich verstricken kann. Sehen Sie sich die Beispiele in diesem Kasten nochmals an und überlegen Sie, auf welches Verhaltensmuster Sie gerade eine Zeit lang verzichten wollen. Vielleicht hilft Ihnen dabei auch das Arbeitsblatt 3 (vgl. Anhang, Seite 111).

- Wenn Sie noch unsicher sind, welche Verhaltensmuster Sie angehen wollen, dann holen Sie sich im Kasten „Muss ich alle alten Verhaltensmuster aufgeben?" entsprechende Hintergrundinformationen.
- Im Kasten „Eine Sprechstunde für Grübeln und Sorgen einrichten" finden Sie Informationen dazu, wie Sie eine Pause vom Grübeln und Sorgenmachen einlegen können.
- Wenn Sie einmal Ihre Kontrollstrategien loslassen wollen, dann lesen Sie die Hinweise im Kasten „Kontrollieren kann ich auch später".
- Und wenn Sie unflexible Strategien der Selbstberuhigung aufgeben wollen, dann beschäftigen Sie sich bitte mit Kasten „Ich habe viele Möglichkeiten zur Selbstberuhigung".

Hintergrund: Muss ich alle alten Verhaltensmuster aufgeben?

Jeder Mensch kommt einmal ins Grübeln oder macht sich Sorgen, versucht, unangenehme Gefühle wegzuschieben, vermeidet unangenehme Aufgaben durch „Aufschieberitis" oder isst aus Frust eine ganze Tafel Schokolade. Daran ist zunächst einmal nichts Problematisches, solange Sie dies nicht ausdauernd oder exzessiv tun und solange Sie Ihr Leben als sinnhaft und lebendig wahrnehmen.

Spätestens aber, wenn Sie merken, dass Sie bestimmte Verhaltensweisen immer wieder wählen, ohne dass sich Ihr Leben dadurch wirklich verbessert, ist es Zeit, sich zu fragen: „Habe ich mich in ein rigides Muster verstrickt? Und woran könnte ich das erkennen?"

Dabei sollen Ihnen folgende Fragen helfen:

- Nutze ich dieses Verhalten nur gelegentlich? Oder nutze ich dieses Verhalten nahezu immer, wenn das Problem auftritt?
- Nutze ich dieses Verhalten nur, wenn es auch nachhaltig hilft? Oder nutze ich es auch, wenn ich weiß, dass es zwar kurzfristig zu helfen scheint, aber langfristig alles nur noch schlimmer wird?
- Hilft mir das Verhalten dabei, mich sinnerfüllt und lebendig zu fühlen? Oder erschwert dieses Verhalten ein sinnerfülltes und lebendiges Leben?

Wenn Sie ein bestimmtes Verhalten fast immer nutzen, wenn ein Problem auftaucht, auch dann, wenn es nicht hilft und einem sinnerfüllten und lebendigen Leben im Weg steht, dann ist es Zeit, Ihr Repertoire zu erweitern und einen neuen Weg auszuprobieren. Dieser neue Weg kann beinhalten, dass Sie neue Fertigkeiten im Umgang mit Ihren inneren und äußeren Hindernissen üben.

Übung: Eine Sprechstunde für Grübeln und Sorgen einrichten

Wenn Sie bemerken, dass Sie sich immer wieder *in Grübeleien oder Sorgengedanken* verstricken:

- Versuchen Sie eine „Grübel- und Sorgensprechstunde" einzurichten. Das funktioniert so: Immer dann, wenn Sie merken, dass Sie ins Grübeln oder Sorgen verfallen, schieben Sie diese Gedanken auf bis zu einem bestimmten Zeitpunkt (z. B. jeden Tag zwischen 18 und 18:30 Uhr vor dem Zubereiten des Abendbrots).
- Möglicherweise wird das innere Monster zunächst protestieren: „Aber das Grübeln und Sorgen ist doch wirklich wichtig! Streng dich mehr an und denke nach", oder Ihr Verstand wird zweifeln: „Ich kann meine Gedanken doch gar nicht kontrollieren."
- Wenn Sie es dennoch versuchen, nicht in die Sorgen- oder Grübelschleifen einzusteigen, merken Sie möglicherweise, dass Sie sich wieder besser auf die Dinge konzentrieren können, die Ihnen wirklich am Herzen liegen, weil die Grübeleien und Sorgen Sie nicht den ganzen Tag beschäftigen.

Und vielleicht merken Sie dann in der Grübel- und Sorgensprechstunde, dass die Grübeleien und Sorgen wie von alleine an Bedeutung verloren haben und gar nicht so wichtig sind für ein zufriedenes und sinnerfülltes Leben.

Übung: Kontrollieren kann ich auch später

Wenn Sie den Drang verspüren, über Ihr inneres Monster *Kontrolle* auszuüben:

- Versuchen Sie das, was der Verstand Ihnen im Umgang mit dem inneren Monster vorschlägt, einmal aufzuschieben. Zum Beispiel wenn Sie aus Angst davor, dass etwas Schlimmes passieren könnte, immer wieder kontrollieren, ob Sie auch alles richtig gemacht haben. Dann könnte es hilfreich sein, diesen Impuls zu bemerken und bewusst die Entscheidung zu treffen, die Kontrollhandlungen aufzuschieben, beispielsweise um ein paar Stunden oder sogar einen ganzen Tag.
- Natürlich wird das innere Monster dann erst einmal rebellieren und die Angst, dass Sie nicht alles richtig gemacht haben, wird größer. Vielleicht wird Ihr Verstand Ihnen sagen: „Und was, wenn es morgen zu spät ist?"
- Erinnern Sie sich dann daran, dass Sie das Kontrollieren aufschieben, weil Sie die Erfahrung gemacht haben, dass es Ihnen auch nicht so recht hilft und Ihr Leben dadurch immer eintöniger geworden ist.
- Beobachten Sie einmal auf neugierige Art und Weise, wie es Ihnen einen Tag später geht: Ist der Impuls, zu kontrollieren, immer noch genauso stark? Oder merken Sie jetzt, dass der Impuls, zu kontrollieren, auch nachlässt, selbst wenn Sie nicht auf ihn hören?
- Und beobachten Sie auch, was Sie gewonnen haben, indem Sie die Kontrollhandlungen aufgeschoben haben. Vielleicht Lebenszeit mit Menschen, die Ihnen wichtig sind?

Übung: Ich habe viele Möglichkeiten zur Selbstberuhigung

Wenn Sie den Drang verspüren, zur *Selbstberuhigung* Alkohol zu trinken (oder Schokolade zu essen oder Ähnliches):

- Versuchen Sie auch dann das, was der Verstand Ihnen im Umgang mit dem inneren Monster vorschlägt, einmal aufzuschieben. Vielleicht um einen Tag.
- Natürlich wird das im ersten Moment schwer sein, weil Sie sich zunächst noch hilfloser dem inneren Monster ausgeliefert fühlen.

- Erinnern Sie sich dann daran, warum es Ihnen wichtig ist, auf das Alkoholtrinken zu verzichten.
- Vielleicht bemerken Sie, dass Sie andere Möglichkeiten der Selbstberuhigung finden, die Sie bislang nicht für möglich gehalten haben, weil Ihr Verstand immer wieder nur den Alkohol vorgeschlagen hat.
- Beobachten Sie einmal, was mit dem Impuls, Alkohol zu trinken, passiert. Vielleicht wird auch dieser Impuls weniger, selbst wenn Sie ihn gar nicht ausführen?

4 Im Hier und Jetzt bleiben

4.1 Hier und Jetzt – Was ist das?

Metapher: Die wilden Passagiere im Bus

Sehen Sie sich das Bild in Ruhe an und beschreiben Sie zunächst, was Sie darauf sehen. Wer sitzt alles in diesem Bus?

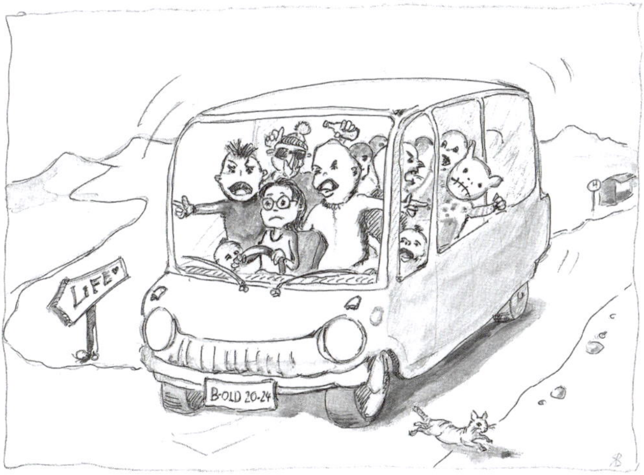

Wie geht die Busfahrerin mit den Passagieren um? Achtet sie auf die Passagiere? Streitet sie mit den Passagieren? Hält sie sich die Ohren zu? Versucht sie, die Passagiere rauszuschmeißen? Oder achtet sie auf den Weg, den Sie gewählt hat? Auch wenn die Passagiere komische Sachen machen, die ihr sicher auffallen?

Was sagt Ihnen dieses Bild über den Umgang mit einem belastenden inneren Erleben auf dem Weg des Lebens? Kann man es wahrnehmen und gleichzeitig den Weg fortsetzen?

In diesem Kapitel geht es vor allem darum, eine bestimmte Fertigkeit einzuüben. Es ist die Fertigkeit, ganz bewusst im Hier und Jetzt zu sein (der Fachbegriff dazu lautet übrigens Achtsamkeit). Aber auch andere Fertigkeiten werden in diesem Kapitel zur Sprache kommen. Dazu später mehr. Es gibt viele Gründe, warum es hilfreich sein kann, die Fertigkeit des Im-Hier-und-Jetzt-Seins zu üben. Achtsamkeit kann beispielsweise in folgenden Situationen hilfreich sein:

- Wenn man sich in Gedanken verstrickt hat, hilft Achtsamkeit, wieder in den gegenwärtigen Augenblick zurückzufinden (z.B. beim Grübeln über die Vergangenheit oder bei Sorgen über die Zukunft).
- Im Hier und Jetzt findet man Halt, wenn man sich in einem emotionalen Sturm hin und her geworfen fühlt und sehr impulsiv reagiert.
- Im Hier und Jetzt lässt sich ein neuer Weg finden, wenn man sich in einen Kampf mit dem inneren Monster verstrickt hat.
- Achtsam zu sein bzw. wieder mit dem Herzen dabei zu sein, hilft, wenn Sie im Autopilotenmodus funktionieren und dabei zwar vielleicht effektiv sind, aber doch gleichzeitig das Leben an Ihnen vorbeifliegt.

Das Üben der Fertigkeit, im Hier und Jetzt zu sein, wird bewirken, dass Sie sich wieder lebendiger fühlen. Beim Üben sollten Sie auf folgende zentrale Eigenschaften dieser Fertigkeit achten:

- Im Hier und Jetzt sein bedeutet auch, den gegenwärtigen Augenblick ohne Bewertungen anzunehmen.
- Im Hier und Jetzt sein kommt nicht von alleine. Sie treffen immer wieder die Entscheidung, im gegenwärtigen Augenblick zu sein.
- Im Hier und Jetzt sein bedeutet, flexibel zwischen verschiedenen Dingen zu wechseln, die Sie im gegenwärtigen Augenblick erleben können, anstatt die ganze Aufmerksamkeit auf nur eine Sache zu richten (z.B. auf das belastende innere Erleben).

Dies zu erreichen, klingt schwierig. Oder? Die meisten Menschen machen die Erfahrung, dass die Fertigkeit, im Hier und Jetzt zu sein, regelmäßige Übung erfordert. Und bei diesen Übungen werden Sie im Laufe der Zeit bemerken, dass Sie diese drei zentralen Eigenschaften immer besser umsetzen können. Sie können jetzt direkt mit dem Üben beginnen oder Sie lesen sich zunächst noch die Hintergrundinformationen durch, die wir im folgenden Kasten zusammengestellt haben.

Spätestens nach dem Lesen der Hintergrundinformationen sollten Sie jedoch mit der ersten Übung beginnen. Auch dann, wenn Ihr Verstand Ihnen gerade erzählt: „Das klappt sowieso nicht." Wie schon mehrfach erwähnt, hat Ihr Verstand vermutlich irgendwie recht, es wird wirklich nicht leicht sein, diese Fertigkeit zu erlernen. Letztlich werden Sie aber nur durch das Ausprobieren herausfinden, ob Sie diese Fertigkeit erlernen können. Durch alleiniges Darüber-Nachdenken werden Sie es nie erfahren. So wie Sie auch nicht Fahrradfahren lernen können, indem Sie ganz viele Bücher über das Radfahren lesen, sich aber tatsächlich niemals aufs Rad setzen.

Hintergrund: Eigenschaften des Im-Hier-und-Jetzt-Seins

1. *Flexibel zwischen den Dingen wechseln, die man im gegenwärtigen Augenblick erleben kann*

Im Hier und Jetzt zu sein bedeutet, mit der eigenen Aufmerksamkeit flexibel zwischen verschiedenen Dingen zu wechseln, die Sie im gegenwärtigen Augenblick erleben können:

- Sie nehmen Ihr inneres Erleben mit allem wahr, was dazugehört, angefangen mit Ihrer Atmung über die Empfindungen in Ihrem gesamten Körper bis hin zu Gedanken, Gefühlen und anderen Empfindungen, welche Sie im Augenblick erleben.
- Und Sie nehmen dann auch die Außenwelt in ihrer ganzen Vielfalt wahr, die Sie mit Ihren Sinnen wahrnehmen können: Geräusche im Raum um Sie herum, Farben und Bewegungen, die Sie sehen, den Wind, den Sie auf der Haut spüren, usw.
- Versuchen Sie einmal, flexibel zwischen innerem Erleben (Gedanken, Gefühle, Körperwahrnehmungen) und der Wahrnehmung der Außenwelt (fünf Sinne) zu wechseln.

2. *Immer wieder aufs Neue die Entscheidung treffen, im gegenwärtigen Augenblick zu sein*

Im Hier und Jetzt zu sein kommt nicht von alleine. Sie treffen die Entscheidung, im gegenwärtigen Augenblick zu sein. Diese Entscheidung müssen Sie immer wieder aufs Neue treffen, denn Ihr Verstand wird Sie vermutlich einladen, sich um andere Dinge zu kümmern:

- Vielleicht bleibt Ihre Aufmerksamkeit immer wieder bei bestimmten Grübel- oder Sorgengedanken, belastenden Gefühlen oder Körpersymptomen usw. hängen.
- Oder Sie fühlen sich stark von einer Sache in der Außenwelt abgelenkt, die Sie wahrnehmen, beispielsweise einem bestimmten Geräusch, welches Sie gerade so sehr stört, dass Sie gar nichts anderes mehr wahrnehmen können.

Immer wenn Sie bemerken, dass Ihre Aufmerksamkeit gerade von diesen Dingen abgelenkt war, können Sie die Entscheidung treffen, mit der Aufmerksamkeit wieder ganz ins Hier und Jetzt zurückzukehren.

3. Den gegenwärtigen Augenblick annehmen, so wie er ist

Im Hier und Jetzt zu sein bedeutet auch, den gegenwärtigen Augenblick anzunehmen, so wie er ist. Sie werden bei den folgenden Übungen wahrscheinlich bemerken, dass Ihr Verstand Ihnen immer wieder vorschlägt, an einigen Dingen festzuhalten und andere Dinge wegzuschieben.

- Wenn Ihnen langweilig wird, werden Sie sich wahrscheinlich fragen, wann diese Übung endlich zu Ende ist.
- Wenn unangenehme Gefühle und Körperempfindungen auftauchen, wollen Sie diese wahrscheinlich beiseiteschieben.
- Wenn belastende Gedanken kommen, werden Sie möglicherweise versuchen, diese zu verdrängen.
- Wenn schöne Erinnerungen kommen, werden Sie wahrscheinlich versuchen, diese festzuhalten.

Denken Sie daran, all das sind Vorschläge Ihres Verstandes im Umgang mit dem, was Sie im gegenwärtigen Augenblick erleben. Im Hier und Jetzt zu sein bedeutet, dieses innere Erleben anzunehmen und zu beobachten, was damit passiert, auch wenn Sie gar nichts machen.

4.2 Mein Atem – Ein Anker im Hier und Jetzt

Es gibt viele Wege, die Fertigkeit des Im-Hier-und-Jetzt-Seins bewusst einzuüben. Ein vergleichsweise einfacher Weg ist die Atemübung (vgl. Kasten). Es handelt sich um eine Atemübung, wie Sie auch in Achtsamkeitskursen vermittelt wird. Wenn Sie also schon Erfahrung mit Achtsamkeit haben, dann wird Ihnen die Übung vielleicht leichtfallen. Ansonsten probieren Sie die Übung einmal aus, auch wenn Sie bislang skeptisch gegenüber Achtsamkeit waren oder sogar schlechte Erfahrungen damit gemacht haben. Vielleicht machen Sie jetzt eine andere Erfahrung, beispielsweise weil wir in diesem Buch die Übung anders eingeführt haben, als Sie es bislang kennen.

Lesen Sie die Übung zunächst einmal langsam durch. Machen Sie dabei am besten nach jedem Spiegelstrich eine kurze Pause. Sie können sich die Übung auch einmal komplett laut und langsam vorlesen und das Gesprochene gleichzeitig aufnehmen (z.B. mit Ihrem Smartphone). Dann können Sie die Übung jederzeit anhören. Sie können dabei die Übung genau so machen, wie sie beschrieben ist, oder Sie auch abwandeln. Das Entscheidende bei der Übung ist, dass Sie lernen, Ihr eigenes Erleben im Hier und Jetzt bewusst wahrzunehmen und zu beobachten.

Audiodatei

Sie können sich diese Übung auch vorlesen lassen. Im Anhang auf Seite 106 wird erklärt, wie Sie die Audiodatei „Atemübung" herunterladen können.

Atemübung

- Setzen Sie sich bequem und aufrecht auf Ihren Stuhl. Spüren Sie, wie die Füße fest auf dem Boden stehen und der Stuhl Sie stützt.
- Sie können für diese Übung die Augen schließen oder auch geöffnet lassen. Wenn Sie die Augen geöffnet halten, ist es hilfreich, einen Punkt im Raum zu fixieren.
- Lenken Sie Ihre Aufmerksamkeit jetzt auf Ihre Atmung. Beobachten Sie Ihre Atmung auf eine neugierige Art und Weise, so als ob es in diesem Augenblick nichts Wichtigeres auf der Welt gibt.
- Beobachten Sie dabei, wie Ihr Brustkorb sich mit jedem Atemzug hebt und senkt. Oder beobachten Sie, wie die Atemluft beim Einatmen ein kleines bisschen kälter ist als beim Ausatmen.
- Wenn Sie bemerken, dass Ihre Aufmerksamkeit abschweift, bedenken Sie einfach, dass das ganz normal ist. Lenken Sie die Aufmerksamkeit einfach sanft auf die Atmung zurück.

- Achten Sie jetzt einige Atemzüge lang einfach nur auf den Fluss Ihrer Atmung. Wenn es Ihnen hilft, dann zählen Sie die Atemzüge. Zählen Sie beispielsweise fünf Atemzüge. Sie können die Atmung aber auch einfach nur neugierig beobachten. So als ob es in diesem Augenblick nichts Wichtigeres auf der Welt gibt.
- Versuchen Sie jetzt einmal, nach jedem Atemzug kurz innezuhalten. Bemerken Sie, wie Ihr Körper Ihnen sagt, dass Sie weiteratmen sollen. Halten Sie den Atemzug noch ein bisschen länger an. Und atmen Sie dann ruhig weiter. Wiederholen Sie das einige Male.
- Kommen Sie jetzt wieder langsam in den Raum zurück. Spüren Sie, wie die Füße fest auf dem Boden stehen und wie Ihr Stuhl Sie stützt.
- Stellen Sie sich vor Ihrem inneren Auge vor, was Sie sehen werden, wenn Sie gleich die Augen öffnen. Und dann, wenn Sie bereit sind, öffnen Sie die Augen.

Lassen Sie uns jetzt darauf achten, was Sie gerade bei der Übung erlebt haben: Welche Erfahrungen haben Sie mit dieser Übung gemacht? Welche Hindernisse haben Sie beim Durchführen dieser Übung bemerkt?

Vermutlich wird es Ihnen wie den meisten Menschen ergehen: Sie werden bemerken, dass die Gedanken im Laufe der Übung immer wieder abschweifen. Das ist ganz normal und gar nicht schlimm. Lenken Sie Ihre Aufmerksamkeit dann einfach sanft auf die Übung zurück. Und wenn Ihre Aufmerksamkeit immer wieder abschweift, erinnern Sie sich daran: Das ist wirklich ganz normal. Das Entscheidende ist nicht, die Aufmerksamkeit die ganze Zeit auf der Übung zu halten, es kommt eher darauf an, dass Sie bemerken, wenn Ihre Aufmerksamkeit abschweift. Dann machen Sie alles richtig. Denn im Hier und Jetzt zu sein bedeutet, immer wieder die Entscheidung zu treffen, die Aufmerksamkeit auf den gegenwärtigen Augenblick zu lenken. Lenken Sie also jedes Mal die Aufmerksamkeit sanft auf die Übung zurück (vgl. auch den Hintergrund-Kasten in Kapitel 4.1).

Vielleicht merken Sie, wie Ihre Gedanken immer wieder zu einem Thema hinwandern, das Sie gerade belastet. Oder Sie bemerken immer wieder, dass Ihnen im Körper etwas wehtut oder dass Sie immer unruhiger werden. Immer dann, wenn die Aufmerksamkeit zu einem dieser Dinge wandert, bemerken Sie kurz, wo Ihre Aufmerksamkeit hingegangen ist, und erkennen Sie an, dass auch das da ist. Sagen Sie vielleicht zu sich selbst: „Hier ist das Thema, was mich gerade belastet", oder, „Hier spüre ich den Schmerz", oder, „Da ist meine Unruhe." Und dann kehren Sie mit der Aufmerksamkeit zur Atmung zurück. Das können Sie auch machen, wenn die Belastung, der Schmerz und die Unruhe weiter da sind. Denn im Hier und Jetzt zu sein bedeutet auch, zu trainieren, den gegenwärtigen Augenblick anzunehmen, so wie er ist (vgl. auch den Hintergrund-Kasten in Kapitel 4.1).

Merke: Der Atem ist ein hilfreicher Anker

Der Atem ist ein guter „Anker", der Ihnen hilft, im Hier und Jetzt zu bleiben. Denn der Atem ist ja immer da. Sie können sich darauf verlassen, dass der Atem immer zur Verfügung steht, um Ihre Aufmerksamkeit dorthin zu lenken. Sie brauchen keine Vorbereitungen und keine Hilfsmittel. Sie können jederzeit Ihre ganze Aufmerksamkeit im Hier und Jetzt auf Ihren Atem richten.

Die Übung kann ganz unterschiedliche Auswirkungen auf Ihr unmittelbares Wohlbefinden haben. Einige Menschen fühlen sich ruhig und entspannt, wenn sie diese Übung machen. Das Gefühl von Ruhe und Entspannung kann beispielsweise daher kommen, dass es tatsächlich entlastend sein kann, aus dem Kampf mit dem inneren Monster auszusteigen. Es kann aber genauso gut sein, dass Sie im Verlauf der Übung bemerken, wie unruhig, angespannt oder ängstlich Sie gerade sind. Bedenken Sie dann bitte, dass dies nicht bedeutet, dass Sie die Übung „falsch" gemacht haben. Es ist ganz normal, sich manchmal unruhig, angespannt oder ängstlich zu fühlen.

Das Ziel der Übung ist es nicht, diese oder andere Gefühle oder Gedanken zu beseitigen. Vielmehr bezweckt die Übung, dass Sie Ihre Wahrnehmung für das schärfen, was Sie im Hier und Jetzt erleben. Auf diese Art und Weise erreichen Sie, dass Sie besser spüren können, was Sie gerade bewegt. Und Sie bemerken dabei möglicherweise, dass Sie von diesem Erleben nicht mehr wie von starken Wellen hin und her geworfen werden, sondern dass Sie auch bei tosenden inneren Stürmen das An- und Abfluten der Wellen Ihres Erlebens beobachten können. Und Sie lernen, beim Grübeln und Sorgen Ihre Aufmerksamkeit bewusst auf andere Dinge zu lenken, die Sie im Hier und Jetzt erleben. Denn im Hier und Jetzt zu sein bedeutet auch, flexibel zwischen den Dingen wechseln zu können, die man im Augenblick erlebt (vgl. auch den Hintergrund-Kasten in Kapitel 4.1).

Und denken Sie daran: Der emotionale Sturm hört möglicherweise auch jetzt nicht auf, Ihr Verstand macht Ihnen vielleicht immer wieder den Vorschlag, in Grübel- und Sorgenschleifen einzusteigen, aber je mehr Sie die Fertigkeit des Im-Hier-und-Jetzt-Seins üben, desto häufiger werden Sie erleben, dass Sie in der Lage sind, selbst zu entscheiden, wie Sie mit dem emotionalen Sturm und den kreisenden Gedanken umgehen. Wenn Sie diese Fertigkeit des Beobachtens beharrlich und geduldig üben, lernen Sie, allen Arten von schwierigen und belastenden Gedanken und Gefühlen mit Geduld und Akzeptanz zu begegnen. Können Sie sich vorstellen, zu wie viel mehr Gelassenheit und Lebenszufriedenheit dies führen kann?

4.3 Im Alltag das Hier und Jetzt finden

Mithilfe der Atemübung haben Sie erfahren, was es bedeutet, im Hier und Jetzt zu sein. Als nächstes wird es wichtig sein, Übungen zum Hier und Jetzt in Ihren Alltag zu integrieren. Dies kann mithilfe von formellen und informellen Übungen geschehen. Einige Vorschläge zum Üben finden Sie im folgenden Kasten.

Übung: Im Alltag das Hier und Jetzt finden

Bei *formellen Übungen* handelt es sich um Übungen, die Sie ganz bewusst zu einem bestimmten Zeitpunkt durchführen, ohne dass Sie irgendetwas anderes nebenbei tun:

- Sie können beispielsweise die Entscheidung treffen, jeden Tag eine Atemübung zu machen, am besten zu einem festen Zeitpunkt, damit Sie auch daran denken (z.B. morgens nach dem Aufwachen oder abends vor dem Zubettgehen).
- Sie können aber Übungen machen, bei denen Sie Ihre Aufmerksamkeit bewusst nach außen richten und auf genau dieselbe neugierige und offene Art und Weise beobachten, was Sie gerade wahrnehmen. Besonders gut funktioniert das in der Natur (z.B. Wolken beobachten oder Blätter auf einem Bach treiben sehen).
- Eine weitere Übungsmöglichkeit besteht darin, einmal bewusst jedes Körperteil für sich zu spüren. Gehen Sie dabei systematisch vor, beginnen Sie beispielsweise am Kopf und gehen Sie Schritt für Schritt weiter zu Ihrem Hals, Ihren Schultern, Ihren Armen, Ihren Fingern, Ihrem Brustkorb usw.

Und beobachten Sie einfach neugierig, welche Empfindungen Sie in diesen Körperteilen haben. Lassen Sie auch bei dieser Übung alles so sein, wie es ist (auch wenn es Sie vielleicht gerade im wahrsten Sinne des Wortes sehr juckt, etwas zu verändern).

Sie können auch bei Verrichtungen in Ihrem Alltag üben, im Hier und Jetzt zu sein. In diesem Fall spricht man von *informellen Übungen.* So können Sie zum Beispiel beim Abwaschen Ihre Aufmerksamkeit ganz darauf richten, was Sie im gegenwärtigen Augenblick erleben: die Temperatur des Wassers, die Geräusche, die das Geschirr im Waschbecken macht, Ihren Atem, wie er ein- und wieder ausströmt, usw.

4.4 Anker werfen in einem emotionalen Sturm

Wir haben bereits darüber gesprochen, dass Übungen zum Hier und Jetzt hilfreich sein können, wenn Sie sich in einem hochemotionalen Zustand befinden. Jetzt wollen wir noch etwas genauer darauf eingehen, wie das funktionieren kann. In der folgenden Übung wird es also stärker als in der Atemübung darum gehen, auch das innere Erleben zu berücksichtigen, welches Sie im gegenwärtigen Augenblick erleben. Es handelt sich um eine Übung, die vom Psychotherapeuten Russ Harris entwickelt wurde und von ihm als „Anker werfen"-Übung bezeichnet wird (Harris, Eder & Brandenburg, 2020).

Sie können diese Übung einsetzen, wenn das innere Erleben Sie belastet, welches Sie mithilfe von Arbeitsblatt 2 (vgl. Anhang, Seite 110) identifiziert haben. Oder Sie machen die Übung einfach mit dem inneren Erleben, das Sie im gegenwärtigen Augenblick belastet. Wir werden dieses innere Erleben in dieser Übung als Ihr gegenwärtiges schmerzhaftes Erleben bezeichnen. Dabei ist mit schmerzhaftem Erleben alles gemeint, was Sie im gegenwärtigen Augenblick belastet: Das können ungewollte Gedanken oder Gefühle sein, aber auch schwierige Körperempfindungen oder schmerzhafte Erinnerungen. Es kann auch sein, dass Sie vor Beginn der Übung noch gar nicht genau wissen, was Sie erleben werden. Dann beobachten Sie einfach, was Sie während der Übung erleben.

Bevor Sie mit der Übung beginnen, ist Folgendes wichtig: Üben Sie zunächst in einer ruhigen, weitgehend unbelasteten Situation. Wenn Sie Segeln lernen wollen, fangen Sie auch nicht im Sturm damit an, sondern machen vielleicht zunächst „Trockenübungen“ an Land. Dann gehen Sie bei leichtem Wind hinaus aufs Wasser usw. Machen Sie sich bitte bewusst, dass auch das Üben von Achtsamkeit und Akzeptanz gegenüber Ihrem schmerzhaften Erleben stets eine Art Training ist, das zunächst unter einfachen Bedingungen beginnt und nach und nach geübt und ausgebaut werden sollte. Schritt für Schritt – bis Sie die entsprechenden Fertigkeiten auch unter den schwierigen Bedingungen eines richtigen emotionalen Sturms zunehmend besser einsetzen können.

Audiodatei

Sie können sich diese Übung auch vorlesen lassen. Im Anhang auf Seite 106 wird erklärt, wie Sie die Audiodatei „Anker werfen“ herunterladen können.

Übung: Anker werfen (in Anlehnung an Harris, Eder & Brandenburg, 2020)

- Richten Sie als erstes Ihre Aufmerksamkeit auf den gegenwärtigen Augenblick. Nehmen Sie wahr, wie Ihr Stuhl Sie stützt und dass Sie mit beiden Füßen fest auf dem Boden stehen.
- Atmen Sie ein paar Mal tief durch und spüren Sie, wie Ihr Atem in Ihren Körper hineinfließt. Und bemerken Sie auch, wie Ihr Atem wieder Ihren Körper verlässt.
- Nehmen Sie sich jetzt einen Moment Zeit, wahrzunehmen, was Sie gerade belastet. Welches schmerzhafte Erleben belastet Sie gerade?
- Auch wenn Sie dieses schmerzhafte Erleben schon lange kennen, betrachten Sie es so, als würden Sie es jetzt gerade zum ersten Mal erleben.
- Betrachten Sie dieses schmerzhafte Erleben auf eine neugierige Art und Weise, so wie ein Forscher, der gerade einen seltenen Fisch zum ersten Mal in den Tiefen des Meeres findet.
- Wo in Ihrem Körper spüren Sie dieses schmerzhafte Erleben? Ist es ein Drücken im Kopf? Ein Engegefühl in der Brust? Ein mulmiges Gefühl in der Magengegend?
- Pressen Sie jetzt Ihre Füße fest auf den Boden. Heben Sie dann Ihre Hände und führen die Fingerspitzen aneinander.

- Richten Sie jetzt Ihre Aufmerksamkeit mit derselben neugierigen Haltung auf Ihre Füße und Hände. Spüren Sie den Druck der Füße auf dem Boden. Und die Berührung der Fingerspitzen.
- Erkennen Sie gleichzeitig, dass da gerade auch das schmerzhafte innere Erleben ist. Sie haben es sich nicht ausgesucht, und trotzdem ist es da.
- Geben Sie dem schmerzhaften Erleben einen Namen. Sagen Sie sich zum Beispiel: Hier ist „meine Angst", „meine Grübelei", „meine Sorge um meine Gesundheit", „meine Enttäuschung, die mich nicht loslässt".
- Achten Sie jetzt darauf, dass es im gegenwärtigen Augenblick nicht nur dieses schmerzhafte Erleben gibt. Gleichzeitig ist da auch ein Körper, der Sie umgibt und alles hält.
- Spüren Sie noch einmal, wie der Stuhl Sie stützt, wie der Atem ganz von alleine in Ihren Körper ein- und wieder ausströmt. Drücken Sie die Füße noch einmal gegen den Boden. Berühren Sie Ihre Fingerspitzen.
- Richten Sie Ihre neugierige Aufmerksamkeit jetzt auch auf die Welt um Sie herum. Lauschen Sie einmal auf die Geräusche, die Sie gerade hören können.
- Achten Sie einmal auf Geräusche, die außerhalb dieses Raumes sind. Lenken Sie die Aufmerksamkeit dann auf Geräusche in diesem Raum und in Ihrem Körper.
- Richten Sie Ihre Aufmerksamkeit jetzt noch einmal auf das schmerzhafte Erleben. Und bewegen Sie dann noch einmal Ihre Füße und Hände. Und achten Sie dann auf die Geräusche um Sie herum.
- Sie können diese Übung an dieser Stelle beenden. Oder Sie richten die Aufmerksamkeit noch mal auf das schmerzhafte Erleben, dann auf Ihren Körper und wie Sie ihn bewegen können, und dann auf die Welt um Sie herum.

Ihre Erfahrung mit der Übung

Im Rahmen dieser Übung haben Sie kontinuierlich und flexibel zwischen folgenden drei Ebenen der Wahrnehmung gewechselt: Der Anerkennung schmerzhaften Erlebens, der Wahrnehmung von Bewegungen des Körpers sowie der Wahrnehmung der Welt um sich herum. Dieser Wechsel der Aufmerksamkeit kann hilfreich sein, denn in einem emotionalen Sturm ist die Aufmerksamkeit ganz oft vom eigenen schmerzhaften Erleben gefangen genommen und dies macht es schwer, wirkungsvoll zu handeln. Oder anders ausgedrückt: Der Scheinwerfer der Aufmerksamkeit ist im Alarm-Modus, wie erstarrt und fixiert auf das schmerzhafte innere Erleben. Die „Anker werfen"-Übung kann Ihnen dabei helfen, Ihren Scheinwerfer der Aufmerksamkeit wieder flexibler zu lenken.

Merke: Der Sturm kann weitergehen, auch wenn die Anker geworfen sind

Diese „Anker werfen"-Übung hat nicht das Ziel, den emotionalen Sturm zu beenden. Möglicherweise tobt der Sturm auch während und nach der Übung weiter oder Sie spüren das Toben des emotionalen Sturmes im Laufe der Übung sogar stärker als vorher. Die Übung kann aber bewirken, dass Sie sich dem Sturm nicht mehr so stark ausgeliefert fühlen. Und Sie bemerken möglicherweise, dass der Sturm Ihnen nichts anhaben kann. Das macht es leichter, wieder in den Blick zu nehmen, was Ihnen wichtig ist und danach zu handeln.

Die „Anker werfen"-Übung kann Ihnen also auch helfen, aus dem Kampf mit dem inneren Monster auszusteigen und wieder Schritte in Richtung auf ein sinnerfülltes und lebendiges Leben zu machen, auch wenn das Monster Sie möglicherweise auf diesem Weg begleitet. Das können Sie auch selbst überprüfen:

- Nehmen Sie die Tagebuchkarte (vgl. Arbeitsblatt 5 auf Seite 114) zur Hand und schreiben Sie, bevor Sie die „Anker werfen"-Übung durchführen einmal auf, wie stark Sie gerade in das belastende innere Erleben verstrickt sind.
- Nach der Durchführung der Übung beobachten Sie erneut, wie stark Sie gerade in das belastende innere Erleben verstrickt sind. Und notieren Sie auch das wieder in der Tagebuchkarte. Vielleicht werden Sie bemerken, dass der emotionale Sturm noch tobt, er aber nicht mehr so sehr an Ihnen zerrt.
- Wenn Sie bemerken, dass Sie weiter in einem deutlichen Ausmaß in das belastende innere Erleben verstrickt sind, wiederholen Sie die Übung ruhig mehrere Male. Bis Sie bemerken, dass der emotionale Sturm etwas nachlässt und Sie nicht mehr ganz so stark beeinträchtigt.

Wir würden Ihnen vorschlagen, die „Anker werfen"-Übung in den kommenden Wochen mehrmals täglich zu machen, am besten zu festen Zeiten (z.B. nach dem Aufstehen und vor dem Zubettgehen). Bitte dokumentieren Sie Ihre

Erfahrungen mit dieser Übung in der Tagebuchkarte (vgl. Arbeitsblatt 5 auf Seite 114).

Wann sollte ich Anker werfen?

Wie erwähnt, ist es bei der „Anker werfen"-Übung wichtig, dass Sie sich nicht gleich auf das Schlimmste fokussieren, das es in Ihrem inneren Erleben so gibt. Es kann ratsam sein, dass Sie erst einmal mit einem leichten oder mittleren Schwierigkeitsgrad anfangen. Das Entscheidende ist, dass Sie bereit sind, das innere Erleben so zuzulassen, wie es eben gerade ist, ohne es zu beeinflussen.

Im weiteren Verlauf kann es wichtig sein, die Übung gezielt noch einmal mit dem inneren Erleben durchzuführen, welches erfahrungsgemäß Ihr rigides Muster aktiviert. Sehen Sie sich zu dem Zweck noch einmal Ihre Notizen im Arbeitsblatt 4 (vgl. Anhang, Seite 112) an: Gibt es ein Gefühl oder eine Körperempfindung, welche besonders schnell dazu führt, dass Sie alles darauf ausrichten, das Gefühl oder die Empfindung so schnell wie möglich loszuwerden? Ein Beispiel hierfür wäre eine ganz tiefgreifende Angst, verlassen zu werden, die einem wie eine drohende Gefahr ständig im Nacken sitzt und dazu führt, dass man alles dafür tut, diese Angst zu betäuben. Bis man so taub ist, dass man kaum noch etwas spürt: Weder die Freude an einem schönen Spaziergang noch die wohltuende Nähe eines geliebten Menschen.

Übrigens können auch angenehme Gefühle und Körperempfindungen zu rigiden Mustern führen. Kennen Sie das, wenn Sie etwas möchten und dann an gar nichts anderes mehr denken können, bis Sie Ihr Ziel erreicht haben? Auch dies kann gelegentlich ein Hindernis auf dem Weg zu einem sinnerfüllten und lebendigen Leben sein, beispielsweise weil man wie in einem Autopilot-Modus nur noch auf diese eine Sache zusteuert und dabei ganz vergisst, die vielen wichtigen Augenblicke auf dem Weg dahin mit all ihrer Vielseitigkeit zu erfahren und zu genießen.

4.5 Den Augenblick nehmen, wie er ist

Die „Anker werfen"-Übung kann auch als Ausgangspunkt für das Üben einer weiteren Fertigkeit gesehen werden. Es handelt sich um die Fertigkeit, das innere Erleben im Augenblick zu nehmen, wie es gerade ist. Der Fachbegriff dafür lautet Akzeptanz.

Merke: Was ist Akzeptanz?

Die Fertigkeit der Akzeptanz umfasst verschiedene Aspekte. Es geht darum,

- zuzulassen, dass das eigene innere Erleben da ist, unabhängig davon, ob es angenehm oder schmerzhaft ist;
- dem inneren Erleben Raum zu geben, ohne zu versuchen, es zu verstärken oder zu vermindern;
- zuzulassen, dass dieses innere Erleben ganz von alleine kommt und geht, ohne dass wir etwas dafür tun.

Diese Fertigkeit ist besonders wichtig, wenn Sie merken, dass Sie sich im Kampf mit dem inneren Erleben verstrickt haben oder wenn Sie bemerken, dass das Leid in Ihrem Leben immer weitere Kreise zieht (vgl. auch den Merke-Kasten in Kapitel 2.4). Erste Erfahrungen mit dieser Fertigkeit können Sie bereits mit der Atemübung machen. Denn auch dabei üben Sie beispielsweise, Ihre Atmung zu beobachten, so wie sie ist, ohne sie zu beeinflussen. Und dann können Sie diese Fertigkeit mit der „Anker werfen"-Übung auf das belastende innere Erleben erweitern.

Eine Haltung, die es einem erleichtern kann, die Fertigkeit der Akzeptanz zu erlernen, ist eine Haltung von Selbstmitgefühl. Selbstmitgefühl bedeutet, dass man nicht nur das eigene schmerzhafte Erleben im Augenblick wahrnimmt (z. B. „Ich öffne mich für mein Leid"), sondern dabei auch auf eine freundliche Art und Weise mit sich selbst umgeht (z. B. „Ich spende mir Trost") und sich daran erinnert, dass alle Menschen Leid erleben und manchmal damit kämpfen (z. B. „Ich bin nicht alleine mit diesem Leid"). Die Psychologen Christopher Germer und Kristin Neff haben dafür verschiedene Übungen entwickelt (Neff & Germer, 2019). Eine davon finden Sie im folgenden Kasten.

Übung: Selbstmitgefühl erleben (in Anlehnung an Neff & Germer, 2019)

- Richten Sie als erstes Ihre Aufmerksamkeit auf den gegenwärtigen Augenblick. Nehmen Sie wahr, wie Ihr Stuhl Sie stützt und dass Sie mit beiden Füßen fest auf dem Boden stehen. Atmen Sie ein paar Mal tief durch und spüren Sie, wie Ihr Atem in Ihren Körper hineinfließt. Und bemerken Sie auch, wie Ihr Atem wieder Ihren Körper verlässt.
- Nehmen Sie sich jetzt einen Moment Zeit, wahrzunehmen, was Sie gerade belastet. Welches schmerzhafte Erleben belastet Sie gerade? Betrachten Sie dieses schmerzhafte Erleben noch einmal auf eine neugierige Art und Weise, so als würden Sie es gerade zum ersten Mal wahrnehmen.
- Achten Sie einmal darauf, wo in Ihrem Körper dieses schmerzhafte Gefühl gerade ist. Wo ist es am stärksten? Wie fühlt es sich dort an? Ist es heiß oder kalt? Und wie ist es geformt? Spitz oder rund? Und wie fühlt es sich an den Rändern an? Und wo spüren Sie es nicht mehr?
- Atmen Sie dann ein paar Mal tief ein und spüren Sie, wie Ihr Atem dieses schmerzhafte Gefühl umströmt. Spüren Sie, wie das schmerzhafte Gefühl weiter da ist, aber durch die Atmung sich möglicherweise Verhärtungen lösen, die sich um dieses schmerzhafte Gefühl gebildet haben.
- Legen Sie eine Hand auf die Stelle Ihres Körpers, an der Sie dieses schmerzhafte Gefühl erleben. Und spüren Sie die Wärme, die von Ihrer Hand in Ihren Körper geht. Sie können Ihre Hand flach auflegen oder auch eine Faust formen und auflegen und Ihre andere Hand sanft über die Faust legen. Beobachten Sie, welche Geste sich für Sie tröstend anfühlt.
- Auch Ihre Hand wird Ihnen das schmerzhafte Gefühl nicht wegnehmen, aber Ihnen möglicherweise Trost spenden und so ermöglichen, dass Sie wohlwollender mit sich umgehen, wenn das schmerzhafte Erleben in Ihrem Alltag auftaucht. Auch das kann ein Schritt sein, der Sie vom Kampf mit dem inneren Monster wegführt.
- Beenden Sie die Übung jetzt langsam, indem Sie Ihre Aufmerksamkeit darauf richten, was Sie gerade im Raum um sich herum hören. Versuchen Sie bewusst, möglichst viele verschiedene Dinge wahrzunehmen, die Sie gerade im Raum hören können.
- Atmen Sie ein paar Mal tief ein und aus, recken und strecken Sie sich und spüren Sie dabei Ihren Körper, der Sie umgibt. Spüren Sie, wo Ihr Körper den Stuhl berührt und Ihre Füße auf dem Boden stehen. Beenden Sie dann diese Übung.

Wenn Sie beginnen, die Fertigkeit der Akzeptanz und des Selbstmitgefühls zu üben, gibt es verschiedene Stolpersteine:

- Vielleicht merken Sie, dass Sie sich vom inneren Erleben, welches Ihnen bei diesen Übungen begegnet, überfordert fühlen. Ihr Verstand wird Sie dann möglicherweise einladen, die Zähne zusammenzubeißen und weiterzumachen, ganz nach dem Motto „Augen zu und durch". Irgendwie hat Ihr Verstand damit ja recht: Manchmal ist es wirklich hilfreich, einfach die Zähne zusammenzubeißen und weiterzumachen, auch wenn es gerade schwierig ist. Manchmal aber eben auch nicht. Und an dieser Stelle üben Sie, auf das Zusammenbeißen der Zähne einmal zu verzichten und sich dem zu öffnen, was Sie gerade erleben. Vielleicht gelingt Ihnen das besser, wenn Sie erst einmal mit einem inneren Erleben mit mittlerem Schwierigkeitsgrad üben und nicht direkt mit dem inneren Erleben beginnen, welches Sie gerade am meisten überfordert. Wie erwähnt, beginnt man auch nicht im größten Sturm das Segeln zu erlernen, sondern startet erst einmal mit einigen „Trockenübungen".
- Möglicherweise wird Ihnen Ihr Verstand auch sagen, dass Sie das, was Sie gerade belastet, auf gar keinen Fall akzeptieren können, denn Akzeptanz bedeutet aufgeben und aufgeben wollen Sie nicht! Bedenken Sie jedoch, dass Akzeptanz immer das Ziel hat, dass Sie etwas tun können, was Ihnen wichtig ist – auch im Angesicht von einem belastenden inneren Erleben. Denn es geht darum, auch mit ganzem Herzen dabei zu sein, wenn Sie etwas tun, was Ihnen wichtig ist. Das gelingt Ihnen am besten, wenn Sie sich für das öffnen, was Sie im Augenblick erleben. Akzeptanz im Sinne der ACT hat nichts mit „Aufgeben" oder „Resignieren" zu tun. Im Gegenteil: Sie können mit ganzem Herzen erleben, wie es sich anfühlt, etwas zu tun, was Ihnen wichtig ist.
- Ihr Verstand wird Ihnen möglicherweise erzählen, dass das schmerzhafte Erleben weniger wird, wenn Sie besonders fleißig Akzeptanz üben. Wenn Sie dieser Einflüsterung des Verstandes folgen, dann ist das, was Sie üben, nicht mehr Akzeptanz, sondern Sie sind wieder auf dem besten Weg des Kampfes mit dem inneren Monster. Akzeptanz ist eine kontinuierliche Entscheidung, sich für alles zu öffnen, was Sie im Augenblick in sich erleben. Wenn Sie das machen, werden verschiedene Erlebnisse sich abwechseln: Es werden schmerzhafte Erfahrungen kommen und wieder gehen. Und es werden angenehme Erfahrungen kommen und wieder gehen.

4.6 Der Teil von mir, der unverletzlich ist

Mit der Übung der Hier-und-Jetzt-Fertigkeiten können Sie auch noch eine weitere wichtige Fertigkeit trainieren, nämlich die Fertigkeit des „inneren Beobachters". Klingt erstmal merkwürdig und sperrig, kann aber äußerst wertvoll sein.

Merke: Was ist der innere Beobachter?

Der innere Beobachter beschreibt die Fertigkeit, auf die Ebene des beobachtenden Verstandes zu wechseln, um quasi das eigene innere Erleben aus einer gewissen Distanz beobachten zu können (vgl. auch den Hintergrund-Kasten in Kapitel 1.2 sowie den Metapher-Kasten in Kapitel 2.1 auf Seite 19).

Eine erste Möglichkeit, die Fertigkeit des inneren Beobachters kennenzulernen, ist, bei der Atemübung (vgl. Kapitel 4.2) die Aufmerksamkeit nicht nur auf die Atmung zu lenken, sondern auch darauf zu lenken, dass man wahrnehmen kann, dass es einen Teil gibt, der die Atmung wahrnimmt. Klingt komisch, oder? Probieren Sie es aus, in diesem Augenblick. Es gibt einen Teil von Ihnen, der diesen Satz liest. Und es gibt einen Teil von Ihnen, der wahrnimmt, dass Sie diesen Satz lesen. Schließen Sie einmal kurz die Augen und beobachten Sie, ob Sie diesen Teil wahrnehmen können. Sie bemerken ihn noch nicht? Gucken Sie noch mal: Es ist dieser Teil von Ihnen, der nicht sofort reagiert, der auch nicht vorschlägt, wie man reagieren sollte, sondern der einfach nur da ist, immer da ist. Vielleicht brauchen Sie auch ein wenig Übung, diesen Teil von sich zu entdecken.

Wenn Sie diese Fertigkeit regelmäßig üben, dann werden Sie auch bemerken, dass der innere Beobachter ein Teil von uns ist, der unverletzlich ist. Unabhängig davon, ob wir schmerzhafte Dinge erleben oder nicht, und unabhängig davon, ob wir gerade unsere Ziele erreichen oder nicht.

Metapher: Der innere Beobachter ist immer da, wie der Himmel

Genau wie der Himmel auch immer da ist, egal ob gerade die Sonne scheint oder ein heftiger Sturm fegt und dicke Regentropfen herunterprasseln. Über den Wolken ist dann immer noch der Himmel, der alles beobachtet und so alles in sich aufnehmen kann. Und genauso gibt es auch einen Teil in jedem von uns, der das Schmerzhafte wahrnehmen kann, ohne davon bedroht oder gar vernichtet zu werden.

Wenn Sie diese Fertigkeit des inneren Beobachters üben, dann merken Sie möglicherweise, dass dies auch Einfluss auf Ihren Umgang mit Ihrem Selbstbild hat. Jeder von uns macht sich ein Bild von sich. Man kann dieses Selbstbild auch als die Geschichten betrachten, die jeder von uns sich über sich selbst erzählt. Menschen erzählen über sich positive Geschichten (z. B. „Ich bin stark und unabhängig") und negative Geschichten (z. B. „Mich kann man nicht mögen"). Manchmal kann dieses Bild, was wir uns von uns machen, eine sehr große Macht ausüben. Vielleicht kennen Sie das, wie diese Geschichten auch zu einem inneren Monster werden können, das einen zum Kampf auffordert? Der Verstand sagt dann vielleicht: „Zeig keine Schwäche", weil man ja stark und unabhängig sein will, oder er rät einem: „Sprich niemanden auf der Party an", weil man der festen Überzeugung ist, dass keiner einen mag.

Übung: Die Geschichten, die ich über mich erzähle

- Überlegen Sie zunächst, welches Bild Sie sich oft von sich selbst machen. Was ist eine dieser Geschichten, die Sie oft über sich erzählen, an die Sie ganz fest glauben (z. B. „Ich bin nicht gut genug")?
- Überlegen Sie nun einmal, welche Gedanken, Gefühle und Handlungen dieses Selbstbild zulässt (z. B. ein Gefühl des Versagens und den ständigen Drang, sich besonders Mühe zu geben).
- Und stellen Sie sich nun einmal folgende Frage, auch wenn sie vielleicht ungewohnt ist: Welche Gedanken, Gefühle und Handlungen erlauben Sie sich *nicht,* weil Sie sehr stark an diesem Selbstbild festhalten (z. B. Stolz zu empfinden und anderen Menschen zeigen, wenn Sie etwas gut gemacht haben)?
- Stellen Sie sich im nächsten Schritt einmal vor, was sich in Ihrem Leben ändern würde, wenn Sie nicht ganz so stark an diesem Selbstbild festhalten würden (z. B. „Ich könnte dann endlich mit dem Tennistraining anfangen, egal ob ich Erfolg habe oder nicht, sondern einfach, weil es mir Spaß macht").
- Könnte es sein, dass diese Geschichte, die Sie über sich erzählen, also nur eine von vielen Geschichten ist, die Ihr Leben beschreibt? Könnte es sein, dass Sie viel mehr sind als nur diese *eine* Geschichte, welche Sie schon so lange über sich erzählen?

Wir verstricken uns vor allem dann in den Kampf mit diesen Geschichten, wenn wir glauben, dass sie unser gesamtes Ich ausmachen. Es kann dann hilfreich sein, sich bewusst zu machen, dass wir mehr sind als diese Geschichten, die wir über uns erzählen. Dies können wir mit der Fertigkeit des inneren Beobachters üben. Die Fertigkeit ermöglicht es uns zu erkennen, dass wir eine vielfältige Persönlichkeit mit vielen verschiedenen Eigenschaften sind. Und dass es einen Teil gibt, der immer da ist, egal wie gut oder wie schlecht wir gerade sind. Der Teil von uns, der wahrnimmt, was wir im Augenblick machen.

5 Mich aus der Verstrickung mit meinen Gedanken lösen

5.1 Einführung in das Loslassen von Gedanken

Metapher: Der Gedanken-Computer

Sehen Sie sich das Bild in Ruhe an und beschreiben Sie zunächst, was Sie darauf sehen. Was steht auf dem Computer?

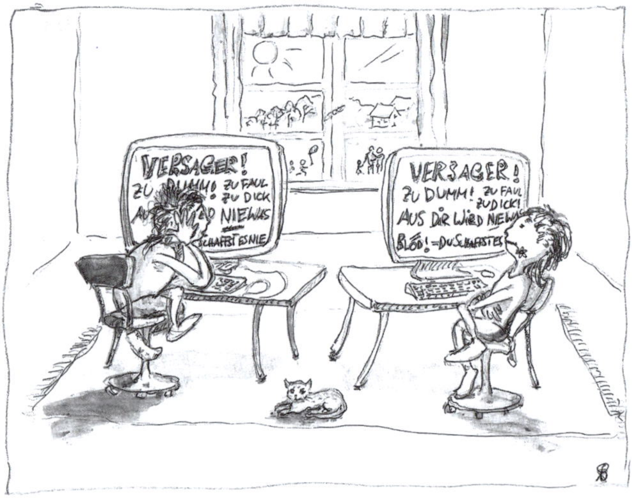
VERSAGER!
ZU FAUL
ZU DICK
NIEWAS
SCHAFFST ES NIE
VERSAGER!
ZU DUMM! ZU FAUL
ZU DICK!
AUS DIR WIRD
BLÖD!

Wie gehen die beiden Menschen mit dem um, was auf dem Computer steht? Was nehmen die beiden Menschen wahr? Worauf achten die beiden? Wer von den beiden strengt sich mehr an? Wer von den beiden hat noch Kraft, andere Dinge zu tun?

Was sagt Ihnen dieses Bild über den Umgang mit belastenden Gedanken in Ihrem Leben?

Manchmal verstricken wir uns in unsere Gedanken, wir nehmen sie dann sehr wörtlich und befolgen sie sklavisch. Was es konkret bedeutet, einen Gedanken nicht so wörtlich zu nehmen, können Sie durch die Übung, die im folgenden Kasten beschrieben wird, erfahren. Diese Übung geht auf den Psychologieforscher Edward Bradford Titchener zurück, der schon vor über hundert Jahren beschrieb, dass die fortlaufende Wiederholung eines Wortes zu einer völlig veränderten Wahrnehmung des Wortsinns führt (Titchener, 1916). Aus einem sinnhaften Begriff wird am Ende ein fast sinnloses Geräusch, der Kontext verändert sich komplett. Probieren Sie die Übung aus, bevor Sie weiterlesen.

Übung: Milch, Milch, Milch, Milch, Milch, Milch, Milch, ... (in Anlehnung an Titchener, 1916)

- Sagen Sie einmal das Wort Milch und achten Sie darauf, was Sie in Ihrem Mund spüren, wenn Sie dieses Wort sagen. Spüren Sie vielleicht sogar dieses milchige, etwas schleimige Gefühl auf der Zunge? Oder können Sie sogar ein Glas mit Milch vor sich sehen?
- Wiederholen Sie nun das Wort 30 Sekunden lang immer wieder, so schnell Sie können. Sprechen Sie es dabei laut aus: Milch, Milch, Milch, Milch, Milch, Milch, Milch, Milch, Milch, Milch, Milch, Milch, Milch, Milch, Milch, Milch, etc.
- Beobachten Sie, was passiert, wenn Sie sich dieses Wort immer wieder sagen. Hat das Wort noch dieselbe Wirkung oder bemerken Sie einfach, dass dieses Wort eine Aneinanderreihung von Buchstaben, eine Lautmalerei, eine Melodie oder ein Geräusch ist?

Was in der Übung für das Wort „Milch“ gilt, kann auch für andere Worte gelten – beispielsweise auch Worte, mit denen wir uns gedanklich selbst herunterziehen. Worte und Sätze wie: „Immer mache ich alles falsch“, „Das schaffe ich nie“ oder „Keiner kann mir helfen“. Kann es nicht hilfreich sein, Abstand von solchen Gedanken zu nehmen, wenn diese einem sinnerfüllten und lebendigen Leben im Wege stehen? Wie wäre es, wenn wir diese Gedanken nicht immer für bare Münze nehmen würden, sondern als das erkennen, was sie eigentlich sind: Worte, die unser Verstand produziert. Es sind Worte, die manchmal wahr sind und manchmal eben auch nicht.

Eine ganz entscheidende Frage im Umgang mit diesen Worten und Gedanken ist aber nicht immer nur der Wahrheitsgehalt an sich, sondern auch die folgende Überlegung: Hilft es mir, ein sinnvolles und lebendiges Leben zu führen, wenn ich mir diesen Gedanken abkaufe? Kann ich auf meine Ziele zugehen, wenn ich beispielsweise an einem Gedanken wie „Das schaffe ich nie" festhalte?

Merke: Was ist Defusion?

Der Fachbegriff, sich aus der Verstrickung der „Fusion" mit den eigenen Gedanken lösen zu können, lautet „Defusion". Wenn wir im Ratgeber also von der Fertigkeit sprechen, „Gedanken loszulassen", „Abstand zu Gedanken zu finden" oder „Gedanken nicht so wörtlich zu nehmen" meinen wir damit Defusion.

Bei der Fertigkeit des Loslassens von Gedanken geht es nicht darum, zu lernen, solche negativen Gedanken abzuschalten, sondern diesen Gedanken weniger Gewicht beizumessen. Üben, Gedanken loszulassen, bedeutet, die Gedanken lediglich wahrzunehmen, ohne sich aber in ihnen zu verhaken. Das Ziel ist dabei, eigene Gedanken kommen und gehen zu lassen, ohne der Einladung des Verstandes zu folgen, sich ellenlang grübelnd mit ihnen auseinanderzusetzen oder sich gar durch die Gedanken von wichtigen und guten Handlungen abhalten zu lassen.

Hintergrund: Wann wird die Fertigkeit des Loslassens von Gedanken benötigt?

Wenn Sie merken, dass Sie sich in Ihre Gedanken auf eine Art und Weise verstrickt haben, die es schwer macht, ein sinnerfülltes und lebendiges Leben zu führen, dann kann es hilfreich sein, die Fertigkeit des Loslassens von Gedanken einzusetzen. Die Verstrickung kann unterschiedliche Formen annehmen:

- Es kann sein, dass es „alte Geschichten" sind (z. B. „Ich bin nicht gut genug", „Ich bin alleine"), die es Ihnen immer wieder schwer machen, das zu tun, was Ihnen am Herzen liegt.
- Es kann auch sein, dass sich Ihr Verstand in dem Versuch, Probleme durch *Grübeln* (z. B. „Warum passieren immer mir solche Missgeschicke?") und *Sorgen* (z. B. „Was, wenn es noch schlimmer kommt?") zu lösen, verstrickt.

- Vielleicht führen Sie aber auch Ihr Leben nach *rigiden Regeln* wie „Meine Kinder müssen immer auf mich hören, sonst heißt das, sie respektieren mich nicht“ oder „Wenn ich es nicht perfekt mache, dann brauche ich es gar nicht erst zu versuchen“.

Wie funktioniert das Loslassen von Gedanken?

Es gibt sehr viele verschiedene Wege, die Fertigkeit des Gedankenloslassens einzuüben. Nicht jeder passt zu jedem Menschen gleich gut. Sie werden vermutlich ein wenig ausprobieren müssen, bis Sie einen Umgang mit Gedanken gefunden haben, der gut zu Ihnen passt. Fangen Sie am besten einmal ganz einfach an und fragen Sie sich im Verlauf des Tages immer mal wieder, was Ihr Verstand Ihnen gerade erzählt, und benennen Sie den Gedanken (z.B. „Aha, da ist wieder der ‚Ich bin nicht gut genug‘-Gedanke“ oder der ‚Mach schneller‘-Gedanke oder der ‚Gib auf, du packst es sowieso nicht‘-Gedanke).

Im Umgang mit diesen Gedanken können folgende Schritte hilfreich sein:

- Erinnern Sie sich daran, dass diese Gedanken ganz normal sind. Jeder Mensch hat sie. Ihr Verstand versucht einfach, Ihnen mit diesen Gedanken zu helfen, auch wenn die Gedanken nicht immer hilfreich sind. Vielleicht hat ein Gedanke ja auch früher einmal geholfen. Oder er wurde Ihnen eingebläut und jetzt wiederholt Ihr Verstand diese Worte bei jeder passenden und unpassenden Gelegenheit.
- Auch wenn es sich anders anfühlt: Sie sind nicht der Gedanke, Sie haben den Gedanken. Es gibt einen Teil von Ihnen, der den Gedanken wahrnimmt. Und es gibt einen Teil von Ihnen, der entscheidet, wie Sie mit dem Gedanken umgehen. Erinnern Sie sich an das Kapitel zum inneren Beobachter (vgl. Kapitel 4.6)?
- Hören Sie einmal zu, welche Gedanken Ihnen gerade durch den Kopf gehen. Hören Sie auf die Geschichten, die Ihr Verstand Ihnen gerade erzählt. Und glauben Sie nicht jede dieser Geschichten.

Vielleicht bemerken Sie jetzt, wie Ihr Verstand protestiert (z.B. „Das funktioniert doch sowieso nicht!“). Das ist ganz normal, denn auf diese Art und Weise erinnert Ihr Verstand Sie möglicherweise daran, dass es schwer ist, diese Fertigkeit zu üben. Aber auch wenn Ihr Verstand anfängt, Ihnen die „Das klappt nicht"-Geschichte zu erzählen, haben Sie die Wahl: Sie können auf diesen Einwurf Ihres Verstandes hören (und das Buch beiseitelegen) oder einfach weitermachen und eigene Erfahrungen sammeln. Einige Dinge werden funktionieren, andere nicht. Ein bisschen hat Ihr Verstand auch recht: Manches klappt eben auf Anhieb, manches aber auch nicht.

5.2 Abstand zu meinen Gedanken finden

Wenn Sie bereit sind, dann machen Sie jetzt einmal folgende Übung. Sie können diese Übung mit einem Gedanken machen, der Sie jetzt gerade belastet, oder mit einem Gedanken, der Sie in den letzten Tagen belastet hat. Sie sollten für das erste Üben besser nicht einen sehr schlimmen und heftigen Gedanken wählen. Üben Sie mit einem Gedanken, der Ihnen gerade richtig erscheint.

Übung: Abstand zu meinen Gedanken finden

- Bauen Sie drei Stühle auf. Setzen Sie sich zunächst auf den ersten Stuhl und sprechen Sie den Gedanken laut aus, der Sie gegenwärtig belastet (z. B. „Ich bin nicht gut genug").
- Nehmen Sie sich dann einen Moment Zeit wahrzunehmen, welche emotionale Wirkung dieser Gedanke gerade auf Sie hat. Werden Sie traurig bei dem Gedanken? Oder unruhig? Oder mutlos? Wo in Ihrem Körper spüren Sie diese Wirkung?
- Was würden Sie am liebsten sagen oder tun, wenn dieser Gedanke kommt? Lädt der Gedanke Sie dazu ein, zu grübeln („Warum mag mich keiner?") oder sich Sorgen zu machen („Was, wenn ich es nicht schaffe?")? Oder lädt dieser Gedanke Sie ein, mit ihm zu diskutieren („Das ist alles gar nicht so!")? Oder Ihn wegzuschieben?
- Setzen Sie sich dann auf den zweiten Stuhl und schauen den ersten Stuhl an und sagen Sie sich: „*Ich habe den Gedanken,* dass ich nicht gut genug bin."
- Nehmen Sie sich: auch jetzt Zeit zu erleben, welche Wirkung dieser Gedanke nun auf Sie hat. Welche Gefühle und Körperempfindungen erleben Sie jetzt? Was würden Sie jetzt am liebsten sagen oder tun? Hat sich gerade etwas verändert? Auch wenn sich nichts verändert hat, beobachten Sie einfach, was Sie gerade erleben.

- Setzen Sie sich dann auf den dritten Stuhl und schauen den zweiten Stuhl an und sagen Sie zu sich: *„Ich bemerke, dass ich den Gedanken habe,* dass ich nicht gut genug bin."
- Und nehmen Sie sich wieder einen Moment Zeit wahrzunehmen, welche Wirkung dieser Gedanke jetzt auf Sie hat. Achten Sie auch jetzt wieder auf Ihre Gefühle und Körperempfindungen sowie darauf, was Sie in diesem Augenblick am liebsten sagen oder tun wollen. Und achten Sie darauf, ob sich eventuell etwas an der Wirkung verändert hat, die der Gedanke auf Sie hat.

Im Verlauf der Übung haben Sie vielleicht bemerkt, dass der Gedanke Sie dazu einlädt, sich mit ihm auseinanderzusetzen. Konnten Sie eventuell auch Gefühle oder Körperempfindungen beobachten? Vielleicht Mutlosigkeit, Ängstlichkeit, Niedergeschlagenheit oder ein Druckgefühl auf der Brust, ein Ziehen in der Magengegend? Gedanken sind eben auch häufig mit Gefühlen verknüpft und dies bemerken wir auch in unserem Körper. Vielleicht hat Ihr Verstand Ihnen aber auch den Vorschlag gemacht, mit dem Gedanken zu diskutieren („Aber das ist doch gar nicht so"), sich ihm unterzuordnen („Dann lass ich es eben bleiben") oder ihn wegzuschieben („Ich halte das nicht aus"). Das Ziel dieser Übung ist, zunächst all diese Dinge überhaupt zu bemerken und zu beobachten.

In einem weiteren Schritt geht es darum, festzustellen, ob Sie durch eine Veränderung der Perspektive auf Ihren Gedanken auch eine Veränderung Ihrer Gefühle, Körperwahrnehmungen und Handlungsimpulse feststellen konnten. Diese veränderte Perspektive haben Sie im wahrsten Sinn des Wortes durch den Wechsel der Stühle hergestellt. Aber der Perspektivwechsel entsteht auch durch den Wechsel der Formulierungen von „Ich bin nicht gut genug" zu *„Ich habe den Gedanken,* dass ich nicht gut genug bin" zu *„Ich bemerke, dass ich den Gedanken habe,* dass ich nicht gut genug bin". Konnten Sie wahrnehmen, dass Sie durch den Wechsel der Perspektive mehr Abstand zu den Gedanken gewinnen konnten?

Ist es vielleicht auch möglich, dass Ihnen dieser Abstand mehr Handlungsspielraum erlaubt? Sie können zum Beispiel entscheiden, ob Sie im gegenwärtigen Augenblick lieber den Gedanken beobachten, wie eine Wolke am Himmel, statt den Versuch zu unternehmen, die Wolke zu verändern, vor ihr wegzulaufen oder sie wegzuschieben. Sie werden dann bemerken, dass der

Gedanke sich genau wie die Wolken am Himmel ganz von alleine verändert. Auch wenn Sie gar nichts unternehmen. So können Sie freier entscheiden, was Sie tatsächlich als Nächstes tun wollen. Auf diese Weise verliert der Gedanke seine starke Wirkung auf Ihre Empfindungen und Ihre Handlungen.

Merke: Wo liegt das Problem?

Durch die Übung dieser Fertigkeit werden Sie bemerken, dass nicht der Gedanke selbst das Problem ist. Ein Gedanke ist einfach ein Gedanke, egal ob wir den Gedanken mögen oder nicht. Die Art und Weise, wie wir mit einem Gedanken umgehen, kann allerdings zu einem Problem werden.

Auch wenn Sie diese Fertigkeit des Gedankenloslassens gut beherrschen, werden unangenehme Gedanken in Ihrem Alltag weiter auftauchen. Aber Sie werden möglicherweise bemerken, dass diese Gedanken nicht mehr so eine starke Wirkung darauf haben, wie Sie sich verhalten. Sie könnten Ihrem Verstand auch auf eine spielerische Weise einen Namen geben und beispielsweise zu sich selbst sagen: „Danke Onkel Joe, dass du mich davor warnst, dass ich bei der Party ausgelacht werden könnte. Ich habe mich entschieden, dennoch hinzugehen, weil mir der Kontakt zu meinen Freunden wichtig ist."

Wenn Sie bereit sind und es für notwendig halten, dann können Sie sich auch hier einmal die Frage stellen, ob es einen Gedanken gibt, der eine besonders starke Wirkung auf Sie hat, beispielsweise weil dieser Gedanke es Ihnen besonders schwer macht, Dinge zu tun, die Ihnen am Herzen liegen. Oder weil dieser Gedanke sich besonders bei Ihnen „festgefressen" hat oder Sie mit einer besonderen emotionalen Härte trifft. Schauen Sie zu diesem Zweck vielleicht noch einmal Ihre Eintragungen im Arbeitsblatt 4 an (vgl. Anhang, Seite 112), möglicherweise haben Sie dort einen solchen Gedanken notiert. Und wenn Sie einen derartigen Gedanken gefunden haben, der eine besonders starke Wirkung auf Sie hat, dann wiederholen Sie die soeben durchgeführte Übung zum „Abstand finden" mit diesem Gedanken noch einmal.

Sie werden merken, bestimmte Gedanken sind ziemlich hartnäckig, auch wenn Sie diese Fertigkeit regelmäßig üben. Eine erfolgreiche Anwendung der Fertigkeit bedeutet auch nicht, dass der Gedanke nie mehr wieder auftaucht. Es kann zwar sein, dass der Gedanke verschwindet, das ist aber nicht das oberste Ziel der Anwendung dieser Fertigkeit. Vielmehr geht es darum, einen Gedanken auf eine neugierige Art und Weise zu betrachten, auch wenn er schmerzhaft ist. Das oberste Ziel ist, dass Sie immer wieder die Entscheidung treffen, ob Sie im gegenwärtigen Augenblick diesem Gedanken weiter nachgehen wollen oder nicht. Und woran entscheiden Sie das? Genau, entscheidend ist, ob dieser Gedanke Ihnen im gegenwärtigen Augenblick hilft, das Leben zu führen, welches Sie führen wollen.

5.3 Meine Gedanken haben eine Geschichte

Einige Gedanken sind besonders hartnäckig, weil sie uns schon so lange in unserem Leben begleiten. Deswegen laden wir Sie jetzt ein, auch noch folgende Übung zu machen.

Audiodatei

Sie können sich diese Übung auch vorlesen lassen. Im Anhang auf Seite 106 wird erklärt, wie Sie die Audiodatei „Meine Gedanken haben eine Geschichte“ herunterladen können.

Übung: Meine Gedanken haben eine Geschichte

- Setzen Sie sich wieder bequem auf Ihren Stuhl. Nehmen Sie sich einen Augenblick Zeit, ganz im Hier und Jetzt anzukommen. Achten Sie auf Ihre Atmung, als ob es jetzt gerade nichts Wichtigeres gäbe.
- Rufen Sie sich jetzt einen Gedanken in Erinnerung, der Sie in letzter Zeit sehr belastet hat. Spüren Sie einmal, welche Auswirkungen dieser Gedanke in diesem Augenblick auf Sie hat. Wo in Ihrem Körper spüren Sie die Wirkung dieses Gedankens?
- Und fragen Sie sich jetzt: Wann ist dieser Gedanke in Ihrem Leben zum ersten Mal aufgetaucht? Möglicherweise ist es eine Situation, die schon lange zurückliegt.
- Können Sie sich diese Situation vor Ihrem inneren Auge vorstellen? Wie alt waren Sie ungefähr? Was ist in dieser Situation passiert? Stellen Sie sich vor Ihrem inneren Auge vor, wie Sie in dieser Situation aussahen. Wie war Ihr Gesichtsausdruck, Ihre Körperhaltung?

- Spüren Sie jetzt einmal in sich hinein: Wie ging es Ihnen in dieser Situation? Was hat die Situation für Sie bedeutet? Wie haben Sie sich gefühlt?
- Überlegen Sie jetzt: Was hätten Sie in dieser Situation gebraucht? Was hätten Sie sich gewünscht, wie andere auf Sie reagieren?
- Lassen Sie dieses Bild aus der Vergangenheit jetzt langsam in den Hintergrund treten. Und kommen Sie in die Gegenwart zurück.
- Sie haben gerade vor Ihrem inneren Auge eine Situation besucht, in der ein für Sie heute belastender Gedanke bereits vor langer Zeit aufgetreten ist. Und Sie haben sich damit beschäftigt, was diese Situation emotional für Sie bedeutet hat und was Sie in dieser Situation gebraucht hätten.
- Möglicherweise erinnert Sie dieser Gedanke an ein unerfülltes Bedürfnis in Ihrem Leben. Und möglicherweise ist dieses Bedürfnis auch heute noch da. Fragen Sie sich jetzt einmal, was Sie gerne tun würden, angesichts dieses unerfüllten Bedürfnisses. Was könnten Sie in diesem Augenblick für sich tun?
- Nehmen Sie sich einen Moment Zeit, diese Frage auf sich wirken zu lassen. Sie müssen nicht etwas finden, was dieses Bedürfnis ein für alle Mal stillt. Es reicht vollkommen, wenn Sie etwas finden, was Sie jetzt gerade für sich tun möchten. Wie möchten Sie jetzt gerade für sich da sein?
- Stellen Sie sich jetzt vor, wie Sie diese Sache für sich tun. Und spüren Sie, wie es sich anfühlt, wenn Sie sich auf diese Weise um sich kümmern.
- Damit erreichen wir so langsam das Ende der Übung. Kommen Sie mit Ihrer Aufmerksamkeit in diesen Raum zurück. Achten Sie auf die Geräusche, die Sie gerade wahrnehmen können. Achten Sie auf Ihre Atmung.
- Spüren Sie den Stuhl, auf dem Sie sitzen, und den Boden, der Sie trägt. Und dann, wenn Sie bereit sind, schauen Sie sich im Raum um und kommen wieder ganz im Hier und Jetzt an.

5.4 Das Loslassen von Gedanken im Alltag üben

Nehmen Sie sich jetzt vor, die Fertigkeit „Gedanken loslassen“ in den kommenden Tagen zu üben. Vorschläge für Übungen können Sie den vorherigen Abschnitten des Ratgebers sowie dem Arbeitsblatt 6 entnehmen. Bitte dokumentieren Sie Ihre Erfahrungen beim Üben dieser Fertigkeit in der Tagebuchkarte (vgl. Arbeitsblatt 5 auf Seite 114) und probieren Sie ruhig verschiedene Möglichkeiten aus.

Arbeitsblatt 6 (vgl. Anhang, Seite 115) enthält einige Vorschläge dazu, wie Sie „Gedanken loslassen" im Alltag üben können. Lesen Sie sich doch bitte die Vorschläge einmal durch und überlegen Sie, welche Übungen zum Erlernen der Fertigkeit Sie in nächster Zeit durchführen wollen.

Denken Sie bitte auch bei der Umsetzung dieser Übungen im Alltag daran, dass es nicht darum geht, dass die Gedanken verschwinden. Einige Gedanken werden immer wieder kommen, manche sogar besonders hartnäckig. Das Ziel dieser Übung ist, einen Umgang mit diesen Gedanken zu trainieren, der es Ihnen ermöglicht, die Gedanken weniger wörtlich zu nehmen. Auf diese Art und Weise verliert der Gedanke den Einfluss, den er auf Ihr Handeln hat.

6 Tun, was mir wichtig ist

6.1 Orientierung im Leben finden

Metapher: Die beiden Wanderer

Sehen Sie sich das folgende Bild in Ruhe an. Haben Sie gesehen, dass die Person links im Bild einen Kompass in der Hand hält?

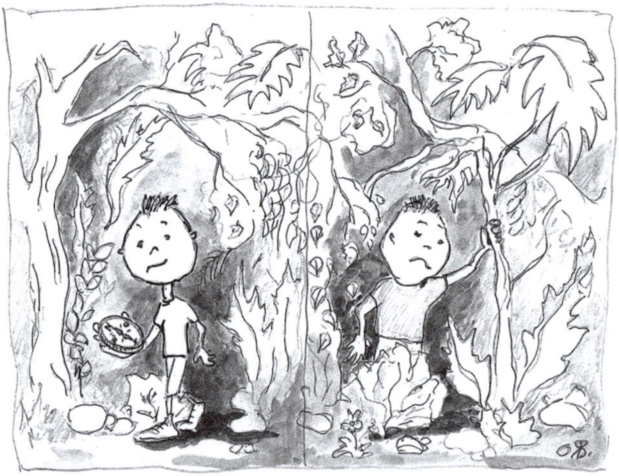

In welcher Situation befinden sich die beiden Personen? Wie geht die eine Person mit der Situation um? Wie die andere?

Überlegen Sie dann, was das Bild darüber aussagt, welche Bedeutung ein Kompass haben kann, wenn man in einer schwierigen Situation steckt.

Was sagt Ihnen das Bild? Was passiert, wenn Sie auch in schwierigen Situationen wissen, woran Sie sich orientieren wollen? Was verändert sich dadurch? Was bleibt dennoch so wie vorher?

Wenn es um die Fertigkeit geht, Orientierung zu finden, sprechen Fachleute von „Werteklärung". Im Alltag wird das Wort „Werte" allerdings häufig in Verbindung mit dem Wort „Normen" gebracht. Viele Menschen denken daher beim Begriff „Werte" zunächst daran, was andere (z. B. die Eltern, die Vorgesetzten, die Gesellschaft) von ihnen erwarten, wie sie sich verhalten sollen. Darum geht es aber hier nicht! Es gilt herauszufinden, was Ihnen wichtig ist, was Ihnen am Herzen liegt bzw. was Ihrem Leben Sinn gibt. Was bedeutet für Sie ein „gutes Leben"? Die Antwort auf diese Frage wird sicherlich auch durch die Erfahrungen mitbestimmt, die Sie in Ihrem Leben bisher gemacht haben. Aber am Ende können nur Sie entscheiden, was Ihnen wichtig ist.

> Mithilfe von Arbeitsblatt 7 (vgl. Anhang, Seite 116) können Sie versuchen, herauszufinden, was Ihnen persönlich wichtig ist. Was bedeutet es für Sie, ein „gutes Leben" zu führen? Wie möchte Sie mit sich selbst umgehen? Wie möchten Sie mit Menschen umgehen, die Ihnen am Herzen liegen? Wie möchten Sie mit Dingen umgehen, die Ihnen wichtig sind?

Jetzt wird Ihr Verstand möglicherweise schon wieder protestieren und einwenden: „Das kann man doch ohnehin nie ganz erreichen. Man kann doch immer noch sorgsamer, liebevoller und aufmerksamer sein." Stimmt! Hier können Sie Ihrem Verstand einmal uneingeschränkt recht geben. Bei der Frage, was Ihnen wichtig ist, geht es letztlich darum, einen Kompass zu finden, der Ihnen Orientierung gibt. Mit diesem Kompass können Sie Ziele erreichen, die Sie dann ganz „abhaken" können. Die Begriffe „sorgsam", „liebevoll" und „aufmerksam" beschreiben die Richtung, welche Sie Ihrem Leben geben wollen. Dieser Richtung können Sie wie einem Kompass folgen. Und in diese Richtung können Sie konkrete Schritte machen (z. B. darauf achten, was Ihre Kinder gerne mögen). Diese Schritte können Sie kontinuierlich wiederholen und dabei auch konkrete Ziele erreichen (z. B. Ihren Kindern das Lieblingsessen zum Abendbrot bereiten), so wie man auch ein konkretes Ziel bei einer Wanderung erreichen kann, wenn man dem Kompass folgt.

Statt der Kompass-Metapher können Sie auch die folgende Metapher heranziehen: Wenn Sie sich an dem orientieren, was Ihnen am Herzen liegt, ist es so, wie sich in der Seefahrt an den Sternen zu orientieren. Die Sterne geben Ihnen die Fahrtrichtung vor (z. B. sorgsam auf Ihre Bedürfnisse zu achten). Sie können die Segel in diese Richtung setzen (z. B. abends pünktlich Feierabend zu machen) und auf diese Art und Weise auch konkrete Ziele erreichen (z. B. einmal wöchentlich abends Sport zu treiben, mit dem Partner oder der Partnerin wieder einmal ins Kino zu gehen). Aber diese Ziele sind eben eher wie Häfen, die Sie anlaufen. Die Sterne können Ihnen dabei den Weg weisen, Sie müssen die Sterne selbst aber nicht erreichen. Das ist für den Erfolg der Reise auch nicht notwendig.

Merke: Eigenschaften von Werten

Die wichtigsten Eigenschaften von Werten sind:

- Sie entscheiden, was Ihnen wichtig ist und was Ihnen am Herzen liegt. Sie entscheiden, an welchen Sternen bzw. an welchem Kompass Sie sich orientieren.
- Die Entscheidung, was Ihnen am Herzen liegt, bietet eine kontinuierliche Orientierung für Ihr Handeln. Die Sterne helfen Ihnen zu entscheiden, in welche Richtung Sie segeln.
- Wenn Sie wissen, was Ihnen wichtig ist, können Sie sich daran orientieren und auf diese Weise konkrete Ziele erreichen. Wenn Sie sich an den Sternen orientieren, können Sie Ihren Zielhafen erreichen.
- Aber Sie können das, was Ihnen am Herzen liegt, nie vollständig erreichen. Egal wie sehr Sie sich an den Sternen orientieren: Die Sterne selbst werden Sie nie erreichen.

6.2 Erleben, was mir wichtig ist

Wenn Sie herausfinden wollen, was Ihnen wichtig ist, dann können Sie wieder verschiedene Wege wählen: Sie können Übungen machen, in denen Sie darüber nachdenken, was Ihnen wichtig ist. Und Sie können Übungen machen, in denen Sie erleben, was Ihnen wichtig ist. Fangen wir mit einer Übung an, die Ihnen hilft zu erleben, was Ihnen wichtig ist.

Audiodatei

Sie können sich diese Übung auch vorlesen lassen. Im Anhang auf Seite 106 wird erklärt, wie Sie die Audiodatei „Erleben, worauf es mir im Leben ankommt" herunterladen können.

Übung: Erleben, worauf es mir im Leben ankommt

- Setzen Sie sich bequem auf Ihren Stuhl. Richten Sie Ihren Rücken ohne Anstrengung auf und achten Sie darauf, wie der Stuhl Ihren Rücken stützt. Beachten Sie auch, wie Ihre Füße auf dem Boden ruhen.
- Richten Sie Ihre Aufmerksamkeit auf Ihre Atmung und auf die Empfindungen, die mit Ihrer Atmung verbunden sind.
- Es werden Ihnen gleich einige Fragen gestellt. Verzichten Sie dabei darauf, irgendwelche Antworten zu erzwingen oder sich zu viel Mühe zu geben. Beobachten Sie einfach, was Sie gerade erleben.
- Gehen Sie in Gedanken in eine Zeit in Ihrem Leben, in der Sie das Gefühl hatten, dass Sie gut zurechtkommen. Finden Sie eine konkrete Situation, in der Sie eins mit sich waren. Eine Situation, in der Sie wussten, wer Sie waren und wo Sie hingehören.
- Diese Zeit könnte vor kurzem gewesen sein oder schon lange zurückliegen. Bitte wählen Sie eine konkrete Situation. Es muss nicht der wichtigste oder glücklichste Moment in Ihrem Leben sein. Es kann etwas ganz Einfaches sein.
- Stellen Sie sich diese Situation vor Ihrem inneren Auge bildlich vor: Was haben Sie in dieser Situation gemacht? Waren Sie alleine oder mit anderen? Was hätten andere gesehen, die Sie in dieser Situation beobachten?
- Lenken Sie Ihre Aufmerksamkeit jetzt darauf, wie sich diese Situation angefühlt hat. Ist diese Situation verbunden mit einem Gefühl von Sicherheit, Zufriedenheit oder sogar Freude?
- Es kann auch sein, dass bei der Erinnerung an diese Situation ein Gefühl der Traurigkeit entsteht. Egal welches Gefühl entsteht: Lassen Sie einfach zu, dass Sie dieses Gefühl in diesem Augenblick erleben.
- Alles, was Sie bei der Erinnerung an diese Situation erleben, ist in Ordnung. Möglicherweise erleben Sie, dass gerade verschiedene Gefühle kommen und gehen. Auch das ist in Ordnung.
- Legen Sie jetzt die Erinnerung an diese Situation und die damit verbundenen Gefühle beiseite und lassen Sie die Szene langsam in den Hintergrund treten. Überlegen Sie: Was sagt Ihnen diese Situation darüber, was Ihnen wichtig in Ihrem Leben ist?
- Wenden Sie Ihre Aufmerksamkeit wieder dem Stuhl zu, auf dem Sie sitzen, lauschen Sie den Geräuschen um Sie herum und achten Sie auf Ihre Atmung. Dann langsam, wenn Sie sich bereit fühlen, schauen Sie sich im Raum um und kommen wieder im Hier und Jetzt an.

Sie haben bei der Übung möglicherweise bemerkt, dass man sich ganz viele Gedanken darum machen kann, was einem wichtig ist. Man kann aber auch im Bauch spüren, was einem wichtig ist. Nennen wir das Ihren inneren Kompass oder Ihren Kompass im Bauch. Sie können diesen inneren Kompass finden, indem Sie sich wie in dieser Übung an einen besonderen Moment in Ihrem Leben erinnern. Sie können diesen Kompass aber auch auf andere Art und Weise finden. Sehen Sie sich dazu die Übung „Ein runder Geburtstag" und die Übung „Ein Vorbild in meinem Leben" einmal genauer an bzw. führen Sie die Übungen durch.

Übung: Ein runder Geburtstag

- Stellen Sie sich einmal vor Ihrem inneren Auge vor, dass jemand an einem Geburtstag eine Rede über Sie hält, sagen wir ein runder Geburtstag, der noch etwas in der Zukunft liegt.
- Dieser runde Geburtstag, den Sie sich vor Ihrem inneren Auge vorstellen, ist ein magischer Geburtstag. Bis zu diesem Geburtstag sind viele Träume in Ihrem Leben in Erfüllung gegangen. Und alle Menschen, die Ihnen wirklich am Herzen liegen, sind zur Feier gekommen.
- Und jetzt steht eine dieser Personen auf und hält eine kurze Rede. Nur drei oder vier Sätze. Und in dieser Rede bringt diese Person auf den Punkt, worum es in Ihrem Leben geht. Was Sie ausmacht. Wie Sie auf andere wirken. Was würde diese Person sagen? Und stellen Sie sich vor, es würde noch eine Person aufstehen, was würde sie sagen?
- Und achten Sie auch bei dieser Übung darauf, wie es sich anfühlt, diese Sätze über sich zu hören. Lassen Sie auch hier alle Gefühle zu, sowohl die von Zufriedenheit und Stolz als auch die von Traurigkeit.

Übung: Ein Vorbild in meinem Leben

- Gehen Sie vor Ihrem inneren Auge einmal diejenigen Personen durch, die Ihnen in Ihrem Leben Orientierung gegeben haben.
- Es kann auch hier wieder hilfreich sein, sich diese Person ganz lebendig vorzustellen, mit ihren Gesichtszügen, mit ihrer Körperhaltung usw.
- Erinnern Sie sich dann: Was war das für ein Typ Mensch? Wie hat es sich angefühlt, mit dieser Person zusammen zu sein?
  - War diese Person ganz für Sie da oder hatte sie immer etwas anderes im Kopf?

- Hat diese Person sich dafür interessiert, was Sie wollen, oder ging es immer nur nach ihren Vorstellungen?
- War diese Person äußerst kritisch mit Ihnen oder hat sie Sie so akzeptiert, wie Sie sind?

• Achten Sie dann darauf, wie sich diese Erinnerung anfühlt. Erfüllt Sie diese Erinnerung mit einem Gefühl der Sicherheit und Geborgenheit? Oder kommt vielleicht auch Traurigkeit auf?
• Wenn diese Person gut zu Ihnen war, könnten Sie auf ähnliche Art und Weise auch gut zu sich selbst sein?

Wir empfehlen Ihnen, diese Übungen im Verlauf der Zeit immer wieder einmal zu wiederholen. So können Sie noch viele Dinge entdecken, die Ihnen wichtig sind. Sie können die Übungen auch in Bezug auf eine konkrete Situation anwenden, die Sie gerade belastet. Das ginge dann zum Beispiel so:

• Wenn Sie an Ihrem runden Geburtstag auf Ihr gegenwärtiges Problem zurückblicken und dieses erfolgreich gelöst ist: Was würden andere Personen dann sagen, was Ihnen geholfen hat, dieses Problem zu lösen? Welche Eigenschaften an der Art und Weise, wie Sie das Problem gelöst haben, würden diese Personen bewundern?
• Wenn Sie sich die Person, die Ihnen in Ihrem Leben Orientierung gegeben hat, vor Ihrem inneren Auge vorstellen: Auf welche Art und Weise würde diese mit der Situation umgehen, die Sie gerade belastet? Was würden Sie an der Art und Weise bewundern, wie diese Person damit umgeht?

Sie merken vermutlich, dass diese Fragen Ihnen helfen können, den inneren Kompass auch zur Orientierung in einer konkreten belastenden Situation zu verwenden.

6.3 Aufschreiben, was mir wichtig ist

Mithilfe der Übungen in Kapitel 6.2 konnten Sie „erleben“, was Ihnen im Leben wichtig ist. Jetzt ist es an der Zeit, diese Dinge einmal zu Papier zu bringen.

Bearbeiten Sie zu diesem Zweck Arbeitsblatt 8 (vgl. Anhang, Seite 117). Notieren Sie zunächst, welche Erkenntnisse Sie aus den Übungen gezogen haben. Was ist Ihnen in Ihrem Leben wichtig? Was liegt Ihnen am Herzen? Ergänzen Sie, wenn nötig, Ihre Notizen. Es ist nicht notwendig, Arbeitsblatt 8 komplett auszufüllen. Vielleicht gibt es hier auch Dinge, die Ihnen im Augenblick gar nicht so wichtig sind. Dann lassen Sie diese Felder einfach leer. Sie können später jederzeit zu diesem Arbeitsblatt zurückkehren und Dinge ergänzen, die sich noch ergeben bzw. verändern.

Die im Arbeitsblatt 8 aufgelisteten Lebensbereiche und Themen erheben keinen Anspruch auf Vollständigkeit. Vielmehr sollen sie als Anregung dienen, darüber nachzudenken, welche dieser Lebensbereiche Ihnen besonders wichtig sind, wie Sie sich in diesen Lebensbereichen gerne verhalten möchten und durch welche Handlungen Sie das konkret umsetzen können.

Hören Sie beim Ausfüllen des Arbeitsblattes 8 vor allem auf Ihr Bauchgefühl und fragen Sie sich, ob es sich sinnvoll und lebendig anfühlen würde, wenn Sie Ihr Leben so ausrichten würden. Es geht bei dieser Übung um das, was Ihnen am Herzen liegt, und nicht darum, was andere für richtig halten. Sie können sich auch fragen, was davon Sie machen würden, wenn keine andere Person jemals davon erfahren würde. Was würden Sie nur deshalb tun, weil Sie gerne so leben möchten?

Hilfestellung zur Beantwortung all dieser Fragen kann Ihnen auch Arbeitsblatt 9 (vgl. Anhang, Seite 119) geben. Dort finden Sie unter anderem Beispiele für Werte (Richtungen), an denen man sein Leben ausrichten kann. Weiterhin auch konkrete Schritte (Handlungen), wie man sich diesen Werten annähern kann. In den leeren Zeilen können Sie auch noch eigene Ideen und konkrete Schritte ergänzen.

Die konkreten Schritte in Richtung auf ein sinnerfülltes Leben können sehr vielfältig sein, im Arbeitsblatt 9 finden Sie daher jeweils nur wenige Beispiele. So ist bei der liebevollen Gestaltung einer Beziehung nicht nur darauf zu achten, was die andere Person als angenehm empfindet, sondern es gehört vielleicht auch dazu, gemeinsam Zeit zu verbringen, zusammen etwas zu erleben oder sich die gegenseitige Zuneigung auf eine körperliche Art und Weise zu zeigen (liebevolle Gespräche, Zärtlichkeit, Umarmungen usw.).

Sich bewusst zu machen, dass vielfältige Schritte in Richtung eines sinnerfüllten Lebens möglich sind, kann besonders wichtig sein, wenn sich eine Person gerade in einer schwierigen Lebenssituation befindet. Wenn eine Person beispielsweise gerade eine Trennung hinter sich hat und ihr nun die liebevollen Umarmungen des Partners bzw. der Partnerin fehlen, dann könnte sie vielleicht liebevoll mit dem Kater schmusen oder sich daran erinnern, dass für sie auch andere Dinge zu einem sinnerfüllten Leben gehören. Vielleicht erinnert sie sich wieder daran, dass ihr auch wichtig ist, abenteuerlustig zu sein, und sie entscheidet sich dazu, wieder einmal Klettern zu gehen. Natürlich kann es dabei passieren, dass gerade dieser Kletterausflug sie daran erinnert, dass sie solche Ausflüge früher immer mit dem Partner bzw. der Partnerin gemacht hat und sie erlebt bei diesem Gedanken Gefühle von Traurigkeit. In diesem Fall ist es wichtig, sich daran zu erinnern, dass alle diese Gefühle zu einem sinnerfüllten und lebendigen Leben dazugehören. Man kann zwar versuchen, der Traurigkeit aus dem Weg zu gehen, wenn man das aber immer wieder macht, dann könnte dies dazu führen, dass das Leben sich irgendwann emotional abgestumpft anfühlt.

Merke: Sinnerfülltes Leben ist durch vielfältige Gefühle gekennzeichnet

Zu einem sinnerfüllten und lebendigen Leben gehören vielfältige Gefühle – Freude beispielsweise genauso wie Trauer. Es ist nicht sinnvoll, anzustreben, Gefühlen der Trauer gänzlich aus dem Weg zu gehen, denn dies würde bedeuten, die Orientierung an dem, was einem wichtig ist, aufzugeben und das eigene Handeln nur noch an der Vermeidung von innerem Erleben, das man gerade nicht haben möchte, auszurichten; bis man irgendwann gar nichts mehr fühlt, weder Traurigkeit noch Freude.

Und damit kommen wir noch einmal zur Metapher des inneren Monsters zurück: Um den Weg in Richtung auf ein sinnerfülltes und lebendiges Leben weitergehen zu können, braucht es also die Bereitschaft, dem inneren Monster auf dem Weg zu begegnen. Und manchmal wird das innere Monster sich einem in den Weg stellen und dann bleibt einem möglicherweise nichts anderes übrig, als das innere Monster ein Stück auf dem Weg mitzunehmen. Vielleicht bleibt es ein Weilchen, vielleicht geht es bald wieder. Vielleicht macht einem das innere Monster den Weg manchmal auch beschwerlicher als erhofft. Das Entscheidende ist, dass man den Weg nicht aufgibt, unabhängig davon, ob einem das innere Monster begegnet oder auch nicht. Und dass man sich bei der Begegnung mit dem inneren Monster nicht in Kämpfe mit dem Monster verstrickt, sondern den selbst gewählten Weg im Blick behält.

6.4 Tun, was mir wichtig ist

Vermutlich haben Sie bereits bemerkt, dass Sie gegenwärtig nicht all jenes, was Ihnen eigentlich wichtig ist, im gleichen Maße in Ihrem Alltag verwirklichen. Vielleicht kommen einige Dinge in Ihrem Leben angesichts der Probleme, die Sie dazu bewogen haben, diesen Ratgeber in die Hand zu nehmen, gerade zu kurz. Diese Dinge können Sie auf einfache Art und Weise mithilfe von Arbeitsblatt 10 in den Blick nehmen.

> In Arbeitsblatt 10 (vgl. Anhang, Seite 124) finden Sie eine Zielscheibe (nach Strosahl & Robinson, 2009). Hier können Sie Lebensbereiche, die für Sie wichtig sind, eintragen und überlegen, wie Sie in diesem Lebensbereich gerne sein möchten. Im letzten Schritt können Sie dann einschätzen, ob Sie im jeweiligen Lebensbereich bereits so handeln, wie Sie es eigentlich möchten (oder nicht).

Überlegen Sie nun, in welchem der Lebensbereiche, in denen Sie bisher noch den Eindruck haben, dass Sie überhaupt nicht oder wenig so handeln, wie Sie es eigentlich möchten, Ihre Handlungen in der kommenden Woche stärker an Ihren Werten ausrichten könnten (z.B. bei der Arbeit aufrichtig sein). Wie könnten Sie in einem solchen Lebensbereich näher an das Zentrum der Zielscheibe heranrücken, einen Volltreffer landen? Machen Sie sich Gedanken darüber, welchen konkreten Schritt Sie in diese Richtung machen können (z.B. Ihrer Vorgesetzten mitteilen, dass Sie gerade nicht alle Aufgaben schaffen und diese daher neu priorisiert werden müssten). Dabei sollten Sie darauf achten, dass dieser Schritt auch realistisch ist. Sie können sich beispielsweise fragen, wie wahrscheinlich es ist, dass Sie den Schritt, den Sie sich vorgenommen haben, auch wirklich umsetzen werden. Sie könnten die Wahrscheinlichkeit der Umsetzung beispielsweise zwischen 0 und 10 einschätzen, wobei 0 bedeutet, dass Sie es auf gar keinen Fall umsetzen werden und 10 bedeutet, dass

Sie es auf jeden Fall probieren werden, egal welche inneren Hindernisse auftauchen werden. Wenn Sie die Handlung, die Sie sich vorgenommen haben, auf dieser Skala mit 7 oder höher bewertet haben, dann ist der Schritt, den Sie sich vorgenommen haben, gerade richtig. Wenn Ihre Einschätzung auf der Skala unter 7 liegt, dann sollten Sie sich eventuell noch einen kleineren Zwischenschritt überlegen (z. B. Ihre Kollegen bei der Erledigung der Aufgabe um Hilfe bitten). Es geht nicht darum, einen bestimmten Schritt um jeden Preis durchzuführen, es geht vielmehr darum, mutig einen Schritt in Richtung auf ein sinnerfülltes Leben zu machen und das dabei auftretende innere Erleben zuzulassen, anstatt es mit aller Kraft zu bekämpfen.

> Arbeitsblatt 11 (vgl. Anhang, Seite 125) kann Ihnen dabei helfen, konkrete Schritte in Richtung auf ein sinnerfülltes und lebendiges Leben in verschiedenen Lebensbereichen zu planen und die Wahrscheinlichkeit der Umsetzung dieser Schritte einzuschätzen.

6.5 Immer wieder tun, was mir wichtig ist

Nachdem Sie die ersten Schritte in Richtung eines sinnerfüllten Lebens gemacht haben, sollten Sie anfangen, diese Schritte bzw. Handlungen in Ihrem Alltag immer häufiger umzusetzen. Nehmen Sie sich beispielsweise vor, Ihren Alltag mit vielen kleinen Handlungen „zu würzen“, die sich an Ihren Werten ausrichten. „Würzen“ bedeutet, Sie müssen nicht Ihr ganzes Leben umkrempeln, um einen Fortschritt zu machen. Es reicht vollkommen, wenn Sie immer wieder kleine Schritte in die Richtung machen, in die Sie in Ihrem Leben gehen wollen.

Wenn Sie sich beispielsweise vorgenommen haben, Ihren Alltag mit Handlungen zu würzen, die sich am Wert „kreativ sein“ ausrichten, dann überlegen Sie zunächst, welche konkrete Handlungen zu diesem Wert gut passen (z. B. beim Decken des Tisches die Servietten kunstvoll falten, ein neues Rezept ausprobieren, mit den Kindern etwas basteln). Und wenn Sie dann in der kommenden Woche Ihren Alltag mit diesen Handlungen „würzen“, dann vergessen Sie auch das „Schmecken“ nicht. Halten Sie einen kurzen Moment inne, um zu erleben, wie es sich anfühlt, eine konkrete Handlung umzusetzen. Nehmen Sie sich beispielsweise einen kurzen Moment Zeit, die gefalteten Servietten zu betrachten oder die Mahlzeit zu schmecken oder die Freude Ihrer Kinder beim Basteln zu erleben.

Notieren Sie Ihre Erfahrungen mit dieser Übung im Arbeitsblatt 12 (vgl. Anhang, Seite 126). Wenn Sie im Laufe der Woche wahrnehmen, dass die neuen Handlungen langsam zur Routine werden, werden Sie vermutlich merken, dass diese Handlungen Ihr Leben sinnerfüllter und lebendiger machen. Legen Sie in der Folgewoche den Fokus auf einen anderen Lebensbereich oder auf andere Handlungen im selben Lebensbereich und üben Sie weiterhin das „Würzen" Ihres Alltags mit konkreten Schritten in die Richtung, die Sie Ihrem Leben geben möchten. Und vergessen Sie auch dabei das „Schmecken" nicht.

6.6 Im Augenblick entscheiden, was mir wichtig ist

Wenn Sie Ihre Handlungen an der Richtung orientieren, die Sie Ihrem Leben geben wollen, dann bedeutet das nicht, dass Sie diese Richtung unbeirrt einschlagen, egal, was passiert. Kehren wir an der Stelle noch einmal auf die Kompass-Metapher zurück, diesmal nicht auf See, sondern an Land: Wenn Sie sich bei einer Wanderung mithilfe Ihres Kompasses orientieren und auf Ihrem Weg an einen breiten Fluss gelangen, der die dort bisher vorhandene Brücke fortgerissen hat, dann werden Sie den Weg nicht unbeirrt fortsetzen, sondern innehalten, um zu überlegen, wie Sie Ihre Richtung angesichts der neu eingetretenen Umstände beibehalten können. Vielleicht gehen Sie ein Stück am Fluss entlang, bis Sie eine intakte Brücke finden, auf der Sie den Fluss überqueren können, und setzen dann auf der anderen Seite den Weg fort.

Und was bedeutet dies auf Ihr Leben bezogen? Wenn Sie sich beispielsweise vorgenommen haben, regelmäßig abends mit Ihrem Partner spazieren zu gehen, weil Sie auf diese Weise Ihrem Partner nah sein wollen, und es nun an einem Abend regnet – was könnten Sie dann tun? Sie könnten einen Regenschirm zur Hand nehmen und trotzdem gehen. Oder Sie könnten eine andere Aktivität mit Ihrem Partner wählen, die ebenfalls dazu beiträgt, dass Sie sich ihm nahe fühlen. Es ist also wichtig, sich immer mehrere Handlungen zu überlegen, die gut zu der gewählten Richtung passen, die man seinem Leben geben will.

Und nun noch einmal zur Sternen-Metapher zurück: Sie haben möglicherweise gemerkt, dass Ihnen viele verschiedene Dinge in vielen verschiedenen Lebensbereichen wichtig sind. Vielleicht möchten Sie zum Beispiel sorgsam auf Ihre Bedürfnisse achten und liebevoll mit Ihrem Partner umgehen und spielerisch mit Ihren Kindern sein. Vielleicht möchten Sie zudem offen mit Ihren Eltern sprechen und engagiert an den Projekten in Ihrem Berufsalltag arbeiten. All diese Sterne sind gleichzeitig da.

Manchmal müssen wir auch eine Entscheidung darüber treffen, an welchen dieser Sterne wir uns orientieren. Wenn Sie beispielsweise merken, dass Sie sich immer wieder von Ihren Eltern verletzt fühlen, wenn Sie diesen von Ihren Kindern berichten und diese Ihre Kinder als viel zu vorlaut und ungezogen bewerten. Dann kann es an einem bestimmten Tag passieren, dass Sie die Entscheidung treffen, diesen konkreten Hafen („Mit meinen Eltern offen über meine Kinder sprechen") nicht anzufahren, weil Sie sich gerade nicht in der Lage fühlen, mit dem Verletztwerden umzugehen. Sie können sich an diesem Tag stattdessen dafür entscheiden, dass Sie Zeit mit Ihren Kindern auf dem Spielplatz verbringen und dort das neue Spielgerät erkunden, welches gerade aufgebaut wurde. Wenn Sie sich so verhalten, dann ist der Wert, „offen mit den Eltern zu sprechen" dadurch nicht verschwunden. Dieser Stern ist immer noch am Himmel. Sie entscheiden nur für den Augenblick, sich an einem anderen Stern zu orientieren (nämlich „abenteuerlustig mit den Kindern sein").

Sie merken: Die Sterne am Himmel haben keine Anziehungskraft, die auf Sie wirken kann. Dafür sind sie zu weit weg. Die Sterne selbst bewirken also nicht, dass Sie eine bestimmte Richtung einschlagen. Sie können (und müssen) selbst entscheiden, welche Richtung Sie nehmen. Wenn Sie also in Worte fassen, was Ihnen am Herzen liegt, dann sollten Sie auch diese Worte nicht zu wörtlich nehmen. Sie können in jedem Augenblick neu entscheiden, an welchem Stern Sie sich orientieren möchten.

Nun könnten Sie einwerfen, dass es eine Form der Vermeidung wäre, wenn Sie nicht offen mit Ihren Eltern über Ihre Kinder sprechen. Machen Sie sich noch einmal bewusst, dass es weniger darauf ankommt, was Sie machen, sondern *warum* Sie es machen. Und dies können am Ende nur Sie alleine wissen. Spüren Sie einfach immer wieder in sich hinein, dann werden Sie es mit der Zeit immer besser merken, ob Sie gerade dabei sind, unangenehmes inneres Erleben zu vermeiden oder ob Sie sich zum Leben, das Sie führen möchten, hinbewegen. Um bei dem Beispiel zu bleiben: Fragen Sie sich, ob Sie in einem bestimmten Augenblick das offene Gespräch mit Ihren Eltern nur deshalb vermeiden, damit Sie um jeden Preis der erwarteten Verletzung aus dem Weg gehen, die Sie so schmerzhaft erleben, wenn Ihre Eltern sich wieder einmal kritisch über Ihre Kinder äußern. Und fragen Sie sich, ob Sie sich für den Besuch auf dem Spielplatz mit Ihren Kindern entscheiden, weil das in diesem Augenblick der für Sie persönlich beste Ausdruck eines lebendigen und sinnerfüllten Lebens ist.

6.7 Der Schmerz, wenn ich tue, was mir wichtig ist

Bei all diesen Übungen haben Sie sicherlich bemerkt, dass die Frage nach dem, was Ihnen wichtig ist, nicht nur Gefühle von Sicherheit und Geborgenheit wachruft, sondern auch Gefühle von Traurigkeit oder sogar Wut. Vielleicht wurden Sie auch daran erinnert, dass schmerzhaftes inneres Erleben manchmal auch dabei helfen kann, Orientierung im Leben zu finden. Häufig merkt man dies erst, wenn man den Kampf mit dem inneren Monster aufgibt und sich fragt: „Was hat dieser innere Schmerz mir eigentlich zu sagen?", „Was ist es, das mich da so sehr berührt?", „Ist da etwas Wertvolles, was ich schmerzlich vermisse?"

Metapher: Der Stein auf dem Weg des Lebens

Wenn wir Dinge tun, die uns am Herzen liegen, taucht belastendes Erleben unweigerlich auf. Zu einem sinnerfüllten und lebendigen Leben gehört auch schmerzhaftes inneres Erleben dazu. Je wichtiger uns etwas ist, desto mehr kann es auch wehtun. Wenn wir mit aller Kraft versuchen, diesem inneren Erleben aus dem Weg zu gehen, dann führt das gleichzeitig dazu, dass sich das Leben weniger sinnerfüllt und weniger lebendig anfühlt. Vielleicht ist das schmerzhafte Erleben wie ein Stein auf dem Weg des Lebens, an dem man sich stößt, sodass der Fuß wehtut. Bei genauerem Hinsehen aber entdeckt man, dass der Stein auch eine andere Seite hat. Wenn wir um diesen Stein herumgehen, bemerken wir, dass dieser Stein auch eine Wegmarke ist, eine Orientierung, die uns zeigt, was uns im Leben wichtig ist.

7 Wie geht es weiter? Wege zu einer ACT-Behandlung

Wie eingangs bereits erwähnt, kann dieser Ratgeber keine Psychotherapie ersetzen. Wenn Sie glauben, eine Psychotherapie könnte hilfreich sein, und Sie daher auf der Suche nach einer Person sind, die sich mit der Akzeptanz- und Commitment-Therapie auskennt, dann werden Sie wahrscheinlich auf folgender Homepage fündig werden: https://dgkv.info/therapiesuche/. Dort finden Sie Kontaktdaten von Therapeutinnen und Therapeuten, die sich in der Deutschen Gesellschaft für Kontextuelle Verhaltenstherapie (DGKV) organisiert haben. Wie in Kapitel 8 noch näher ausgeführt wird, zählt die ACT zu den Kontextuellen Verhaltenstherapien.

Woran erkennen Sie einen guten ACT-Therapeuten? Eine gute Behandlung mit der ACT zeichnet sich durch Folgendes aus:

1. Sie lernen durch Übungen und eigene Erfahrung. Es geht also nicht vorrangig darum, Wissen zu vermitteln.
2. Es geht auf pragmatische Art und Weise darum, herauszufinden, was Ihnen hilft, ein gutes und sinnerfülltes Leben zu führen. Dies orientiert sich allein an Ihrer Erfahrung. Es geht nicht darum, herauszufinden, was richtig oder falsch ist.
3. Das Ziel ist, dass Sie hilfreiche Fertigkeiten in Ihren Alltag integrieren. Das ist wichtiger, als Symptome oder Beschwerden mit aller Kraft zu bekämpfen.
4. Sie nutzen Fertigkeiten, die in dem Kontext hilfreich sind, in dem Sie leben. Sie üben also, die Fertigkeiten so zu nutzen, wie sie zu Ihrer Lebenssituation und Ihrer Lebenserfahrung passen.

Wir hoffen natürlich auch, dass Sie den Eindruck gewonnen haben, dass in diesem Ratgeber die genannten Punkte umgesetzt werden: Dass sich der Ratgeber also an Ihren Erfahrungen orientiert, dass er pragmatisch und nicht besserwisserisch ist, dass er integrativ und nicht verdrängend ist und dass er zu dem Kontext passt, in dem Sie leben. Wenn uns das gelungen ist, empfehlen Sie das Buch gerne weiter. Wenn nicht, dann schreiben Sie uns, sodass wir die Chance bekommen, es bei der nächsten Auflage besser zu machen. Danke!

8 Die Grundlagen von ACT aus wissenschaftlicher Perspektive

Wir haben eingangs davon gesprochen, dass die ACT solide Wurzeln hat. Diese wollen wir im Folgenden etwas genauer untersuchen. Beginnen wir mit den angewandten Verhaltenswissenschaften.

8.1 Angewandte Verhaltenswissenschaften

Die Angewandten Verhaltenswissenschaften beschäftigen sich mit der Frage, was unser Verhalten beeinflusst. Verhalten bezeichnet alles, was zu unserer Reaktion auf eine bestimmte Situation gehört: sowohl sichtbares Verhalten (Handlungen) als auch nicht sichtbares Verhalten (Gedanken, Gefühle, Körperempfindungen etc.). Wir nennen das nicht sichtbare Verhalten in diesem Ratgeber auch inneres Verhalten oder inneres Erleben.

Verhalten wird durch Ereignisse geprägt, die dem Verhalten vorausgehen. Dies schließt sowohl die unmittelbaren Auslöser als auch unsere Lebensgeschichte ein. Außerdem wird Verhalten durch die Konsequenzen geprägt, die auf unsere Handlungen folgen, also dadurch, welche Auswirkung unser Verhalten hat. Sowohl die vorausgehenden Bedingungen als auch die nachfolgenden Bedingungen haben eine bestimmte Wirkung (der Fachbegriff für Wirkung lautet *Funktion*).

Unsere Lebensgeschichte und auch unsere aktuellen Lebensumstände beeinflussen, welche Gedanken, Gefühle, Körperempfindungen und Handlungsimpulse bei uns in ein und derselben Situation ausgelöst werden. Die Wirkung, die eine Situation auf unser inneres Erleben und unsere Handlungen hat, kann also ganz unterschiedlich sein. Grob kann man zwischen zwei Wirkungen unterscheiden:

- *Appetitiv*, das bedeutet, dass uns eine Situation (ein Stimulus) angenehm, vielversprechend oder attraktiv erscheint, uns „Appetit macht", sodass wir uns dieser Situation (dem Stimulus) annähern und zuwenden möchten.

Viele Menschen freuen sich beispielsweise über einen Sonnenuntergang am Meer. Sie möchten gern an den Strand gehen, sich dort niederlassen und sich entspannen. Verhaltenswissenschaftlich gesagt „nähern" sie sich auf diese Art einem „appetitiven Stimulus" an.

- *Aversiv,* das bedeutet, dass uns eine Situation (ein Stimulus) unangenehm, belastend oder gar bedrohlich erscheint. Wir reagieren auf solche „aversiven Stimuli" fast immer gleich: schnell weg oder dagegen ankämpfen. Greifen wir das Beispiel mit dem Sonnenuntergang am Meer nochmals auf. Wenn wir gerade von einem geliebten Menschen verlassen wurden und wir erwarten, dass uns dieser Sonnenuntergang an vergangene schöne Stunden zu zweit erinnert, dann könnte das sehr schmerzlich sein. Vermutlich wollen wir dann nur eins, nämlich auf keinen Fall zum Strand, sondern uns anderswo ablenken. Verhaltenswissenschaftlich gesagt versuchen wir so, den „aversiven Stimulus" zu „vermeiden".

Die Handlungen, die wir ausführen, haben auch Wirkungen: Sie bewirken, dass sich unser inneres Erleben oder unsere Außenwelt verändert. Wenn wir diese Wirkung als angenehm erleben, dann steigt die Wahrscheinlichkeit, dass wir diese Handlung wieder ausführen (der Fachbegriff dafür heißt „Verstärkung"). Verstärkung tritt übrigens auch auf, wenn durch eine Handlung ein aversives Erleben seltener wird (z. B., wenn wir durch eine bestimmte Handlung eine schmerzliche Erinnerung reduzieren können, dann steigt die Wahrscheinlichkeit, dass wir diese Handlung wieder ausführen). Wenn wir die Auswirkung jedoch als unangenehm erleben, dann machen wir diese Handlung zukünftig seltener (z. B., wenn wir einen Ort nicht wieder aufsuchen, weil wir befürchten, dass dort schmerzliche Erinnerungen auftreten werden; der Fachbegriff für das Auftreten des aversiven Erlebens lautet „Bestrafung", der Fachbegriff für das seltenere Aufsuchen dieses Ortes lautet „Vermeidung").

Wenn eine Person also vor dem Sonnenuntergang geflüchtet ist, um sich nicht den schmerzlichen Erinnerungen an den ehemaligen Partner auszusetzen, und sich stattdessen mit irgendwelchen Apps auf dem Smartphone ablenkt, dann wird dies vermutlich kurzfristig zu einer inneren Entspannung führen und sie den Trennungsschmerz nicht mehr verspüren lassen. Daraus „lernt" der Verstand dann folgende Regel: „Wenn schmerzhafte Erinnerungen aufkommen, geh schnell weg und lenke dich ab". Langfristig kann dies dazu führen, dass Menschen immer mehr desselben machen, weil es ja zu funktionieren scheint, d.h., wir vermeiden beispielsweise Situationen, die uns an den geliebten Menschen erinnern, und lenken uns mit irgendetwas ab. Tolle Sache, oder?

Was wird aber aus unserem Leben, wenn wir es einzig darauf ausrichten, keinen Schmerz zu spüren? Könnte es sein, dass in diesem Leben Dinge zu kurz kommen, die uns sehr wichtig sind? Zum einen, weil wir die Zeit mit Dingen verbringen, die uns am Ende doch nicht so wichtig sind (z.B. die Apps auf dem Smartphone) und zum anderen, weil uns ja auch der Schmerz daran erinnert, was uns am Herzen liegt (z.B. eine liebende Beziehung zu einem anderen Menschen zu haben).

Die ACT geht davon aus, dass es für sich genommen kein richtiges oder falsches Verhalten gibt. Entscheidend ist vielmehr, ob ein Verhalten in der aktuellen Situation dazu beiträgt, ein sinnerfülltes und lebendiges Leben zu führen.

- Die Handlung, sich mit Apps auf dem Smartphone abzulenken, um keinen Schmerz zu spüren, kann – wie beschrieben – langfristig dazu beitragen, dass man sich innerlich erschöpft und emotional abgestumpft fühlt: Man macht nur noch Dinge, die einem wenig bedeuten, und andere wichtige Dinge, wie z.B. eine liebevolle Beziehung zu führen oder spontan etwas Spannendes mit einem guten Freund zu unternehmen, geraten aus dem Blickfeld.
- Dieselbe Handlung, also sich mit Apps auf dem Smartphone abzulenken, kann allerdings auch dazu beitragen, dass man sich einem sinnerfüllten und lebendigen Leben annähert. Dies ist beispielsweise dann der Fall, wenn man gerade kurz davor ist, einen geliebten Menschen anzuschreien, weil man gerade außerordentlich wütend ist. In einer solchen Situation kann eine kurz und dosiert eingesetzte Ablenkung dabei helfen, im nächsten Moment wieder besonnener zu reagieren. Nicht weil die Wut dann weggeht, sondern weil man wieder handlungsfähig wird, auch wenn man die Wut weiter spürt.

Wenn Sie also Dinge tun, die Ihnen im gegenwärtigen Augenblick dabei helfen, ein aus Ihrer Sicht sinnerfülltes Leben zu führen, und Ihre Aufmerksamkeit darauf richten, dass Sie sich dabei lebendig fühlen, dann kann das dazu führen, dass daraus ein hilfreiches Verhaltensmuster wird. Denn auch hier greift das Prinzip der Verstärkung: Wenn Sie Dinge tun, die Sie als sinnerfüllt und lebendig machend erleben, dann werden Sie diese wahrscheinlich immer wieder tun und Sie werden sich dabei vermutlich „lebendig“ fühlen.

8.2 Funktioneller Kontextualismus

Es kommt also auf die Umstände an, welche Wirkung eine Situation oder eine Handlung haben kann. Der Sonnenuntergang kann entspannend oder schmerzhaft sein, je nachdem, was man mit diesem Sonnenuntergang verbindet. Ablenkung mit dem Smartphone kann dazu führen, dass man innerlich erschöpft und emotional abgestumpft ist, oder die Ablenkung kann ein Schritt zu einem sinnerfüllten und lebendigen Leben sein. Verhaltenswissenschaftlich ausgedrückt bedeutet dies, dass die Funktion vom Kontext abhängt („Funktioneller Kontextualismus“), umgangssprachlicher ausgedrückt, die Wirkung („Funktion“) hängt von den Umständen („Kontext“) ab.

In unserem Alltag fragen wir uns allerdings oft gar nicht, ob wir unser Verhalten danach ausrichten, welche Auswirkung unser Verhalten im gegenwärtigen Augenblick hat. Vielmehr handeln wir oft in einer Art „Autopilotenmodus“ oder folgen abstrakten Regeln, die wir im Laufe unseres Lebens gelernt haben. Das bedeutet, wir machen im Autopiloten oft Dinge, die sich kurzfristig besser anfühlen, oder folgen *abstrakten Regeln,* ohne uns überhaupt die Frage zu stellen, welche Auswirkungen das im gegenwärtigen Augenblick hat. Beides ist hilfreich und nützlich: Regeln helfen uns in unserem komplexen Alltag, rasch und effizient Entscheidungen zu treffen. Und es ist ganz natürlich, dass man Dinge immer wieder tut, die kurzfristig bewirken, dass es einem besser geht.

Manchmal kann es aber notwendig sein, innezuhalten und zu beobachten: Trägt mein gegenwärtiges Verhalten dazu bei, dass ich mich in diesem Augenblick lebendig fühle? Oder ist mein Verhalten gerade darauf ausgerichtet, unangenehme Gefühle und Gedanken zu kontrollieren und zu verdrängen? Helfen mir die Regeln, denen ich gerade folge, dabei, ein Leben zu führen, das ich als sinnerfüllt erlebe? Oder folge ich Regeln, die mir von außen vorgegeben wurden, oder Regeln, die sich auf andere Art und Weise tief in mir eingegraben haben, ohne dass sie mir im gegenwärtigen Augenblick helfen, ein sinnerfülltes und lebendiges Leben zu führen?

Merke

- Oft handeln wir im Autopilotenmodus oder nach abstrakten Regeln. Das heißt, wir bemerken gar nicht so recht, welche Wirkung unser Verhalten hat. Das ist völlig normal und in Ordnung so. Manchmal kann es jedoch hilfreich sein, zu bemerken, welche Wirkung durch unser Verhalten gerade ausgelöst wird.
- Die unmittelbare Wirkung unseres Verhaltens – also unser inneres Erleben und unsere Handlungen – wird durch unsere Lebensgeschichte und unsere Lebenssituation geprägt. Die Wirkung kann aversiv sein („schnell weg") oder appetitiv („schnell hin").
- Wir wiederholen Verhalten, das wir als belohnend erleben, entweder weil wir etwas Unangenehmem aus dem Weg gehen oder etwas Angenehmes bekommen. Das wird als Verstärkung bezeichnet.
- Die langfristige Wirkung unseres Verhaltens kann sein, dass wir innerlich erschöpfen und emotional abstumpfen. Die langfristige Wirkung kann aber auch sein, dass ein sinnerfülltes und lebendiges Leben möglich wird.

8.3 Bezugsrahmentheorie

Ein wichtiger Bestandteil unseres inneren Verhaltens bzw. inneren Erlebens besteht aus Sprache. Sprache ist das Werkzeug unseres Verstandes, welches uns hilft, Situationen einzuordnen und Handlungen zu planen. Dank der Sprache können wir viel komplexere Dinge erfassen und planen als andere Lebewesen. Sprache ist also eine wichtige Grundlage unserer Zivilisation. Dieses Werkzeug unseres Verstandes funktioniert so gut, dass wir oft vergessen, dass Sprache nur ein Werkzeug ist. Wir nehmen das, was unser Verstand uns sagt, sehr wörtlich. Dabei ist die Sprache nur ein Symbol für die Dinge, die wir erleben. Dennoch fühlt es sich oftmals so an, dass Dinge, die unser Verstand uns mit dem Werkzeug der Sprache sagt, real sind. Wenn Sie sich beispielsweise vor Ihrem inneren Auge eine Zitrone vorstellen, dann spüren Sie möglicherweise in Ihrem Mund bereits deren sauren Geschmack, auch wenn die Zitrone gar nicht da ist.

Oftmals können wir uns ganz gut darauf verlassen, was unser Verstand uns so sagt. Wenn wir im Verkehr sehen, dass die Ampel rot ist, denken wir „Rot bedeutet Stopp!" und halten an. Oder wenn wir merken, dass sich unsere Hand beim Berühren eines heißen Gegenstandes sehr unangenehm anfühlt, dann ziehen wir die Hand weg, weil unser Verstand uns vemittelt: „Lass los, sonst verbrennst du dich." In beiden Beispielen hilft uns Sprache bei der Einordnung der Situation und hilft uns, so zu reagieren, dass gut für uns gesorgt ist. Wir können also in diesen Fällen das, was der Verstand uns sagt, getrost wörtlich nehmen.

Manchmal kann es allerdings hilfreich sein, sich diesen symbolischen Charakter von Sprache bewusst zu machen. Dies möchten wir an einem Beispiel verdeutlichen: Wenn man im Bauch ein komisches Gefühl wahrnimmt, dann kann das vielerlei bedeuten. Viele der Bedeutungen, die unser Verstand uns so vorschlägt, sind willkürlicher Natur und stark vom Zusammenhang abhängig, in dem wir etwas erleben:

- Bei einem Menschen, dessen Mutter an einer schweren Darmerkrankung gestorben ist, wird der Verstand möglicherweise das komische Gefühl im Bauch mit dem Wort „Schmerz" verbinden und vielleicht aus Angst vor einer eigenen schweren Erkrankung beginnen, darüber nachzugrübeln, woher diese Schmerzen kommen.
- Bei einem Menschen, der in seinem bisherigen Leben viel Unsicherheit erfahren hat, wird der Verstand das komische Gefühl im Bauch mit dem Wort „Angst" verbinden und vielleicht anfangen, sich Sorgen zu machen, was alles Schlimmes passieren könnte.
- Und was geschieht bei einer Person, die gerade einen sehr attraktiven Partner kennengelernt hat? Hier wird der Verstand dieses komische Gefühl im Bauch vielleicht mit dem Wort „Verliebtsein" verbinden und überlegen, wie der attraktive Partner möglichst schnell wieder gesehen werden könnte.
- Wieder andere Menschen werden dem komischen Gefühl im Bauch gar keine Bedeutung beimessen.

Es kann also sein, dass die sprachlichen Verknüpfungen, die unser Verstand macht („Ich könnte krank sein", „Hier droht Gefahr" oder „Den will ich wiedersehen") hilfreich sind oder eben auch nicht. Selbst wenn sich der Gedanke ganz real anfühlt, manchmal täuscht sich unser Verstand mit seinen wohlmeinenden Vorschlägen. Das gilt übrigens auch für das Verliebtsein. Wenn man beispielsweise bereits einen Partner hat und es einem wichtig ist, nicht fremdzugehen, dann kann es hilfreich sein, dem Gedanken „Den will ich wiedersehen“ nicht nachzugehen, auch wenn der Verstand sagt, das komische Gefühl im Bauch bedeutet „Ich bin verliebt“.

Viele Menschen versuchen, in dieser Situation ihre Gedanken beiseitezuschieben („Man darf so nicht denken“) oder positiv zu denken („Es ist bestimmt alles in Ordnung“). Manchmal funktioniert das ganz gut. Manchmal kann es aber auch passieren, dass das Wegschieben der Gedanken und das positive Denken dazu führen, dass man sich in einen Kampf mit seinen Gedanken verstrickt. Diese Verstrickung zeigt sich beispielsweise darin, dass die Wirkung, die die Körperempfindungen und Gedanken auf das eigene Verhalten haben, immer größer wird. Man verhält sich dann so, als ob der Bauch wirklich krank wäre oder als ob wirklich eine Gefahr bestünde. Es kann dann hilfreich sein, die Dinge, die einem der Verstand so sagt, nicht ganz so wörtlich zu nehmen. Wie genau das funktionieren kann, haben wir in Kapitel 5 beschrieben. Denn manchmal ist ein komisches Gefühl im Bauch eben einfach nur ein komisches Gefühl. Egal, was unser Verstand uns gerade sagt, was dieses Gefühl alles Wichtiges bedeuten könnte, manchmal kann es hilfreich sein, ihm nicht so viel Bedeutung zu schenken und das weiter zu verfolgen, was einem eigentlich am Herzen liegt.

Anhang

Literatur

Eifert, G. H. (2022). *Akzeptanz- und Commitment Therapie (ACT)*. Göttingen: Hogrefe. https://doi.org/10.1026/03045-000

Forsyth, J. P. & Eifert, G. H. (2018). *Mit Sorgen und Ängsten erfolgreich umgehen. Ein Ratgeber für den achtsamen Weg in ein erfülltes Leben mit Hilfe von ACT*. Göttingen: Hogrefe. https://doi.org/10.1026/02943-000

Harris, R., Eder, C. & Brandenburg, P. (2020). *ACT leicht gemacht: Der Leitfaden für die Praxis der Akzeptanz- und Commitment-Therapie*. Freiburg: Arbor.

Neff, K. & Germer, C. (2019). *Selbstmitgefühl – Das Übungsbuch. Ein bewährter Weg zu Selbstakzeptanz, innerer Stärke und Freundschaft mit sich selbst*. Freiburg: Arbor.

Titchener, E. B. (1916). *A Textbook of Psychology*. New York: MacMillan.

Strosahl, K. D. & Robinson, P. J. (2009). *Durch Achtsamkeit und Akzeptieren Ihre Depression überwinden*. Paderborn: Junfermann.

Wengenroth, M. (2016). *Das Leben annehmen. So hilft die Akzeptanz- und Commitment-Therapie (ACT)*. Bern: Hogrefe.

Glossar häufig genutzter Begriffe

Akzeptanz
Fertigkeit, inneres Erleben wahrzunehmen, wie es ist, ohne den Versuch zu machen, es zu verändern (→ Bereitschaft). *Beispiel:* Mit allen Sinnen wahrnehmen, wie Traurigkeit nach einem Abschied langsam zunimmt und dann auch wieder abnimmt (vgl. Kapitel 4.5).

Appetive Wirkung
Anreizwirkung einer Situation, die dazu führt, dass wir Handlungen wählen, die zu dieser Situation hinführen (→ Aversive Wirkung, → Belohnung). *Beispiel:* Wenn ich erwarte, dass mir das Eis in einem bestimmten Café besonders gut schmeckt, dann werde ich dieses Café aufsuchen (vgl. Kapitel 8.1).

Appetitive Kontrolle des Verhaltens
Verhaltenssteuerung, welche flexible und vielfältige Handlungen ermöglicht, die auf ein sinnerfülltes und lebendiges Leben ausgerichtet sind (→ Appetitive Wirkung). *Beispiel:* Wenn ich weiß, dass Genuss mir wichtig ist, dann kann ich viele verschiedene Möglichkeiten wählen, Genuss zu erleben, auch wenn mein Lieblingscafé geschlossen hat (vgl. Kapitel 8.1).

Äußeres Erleben
Dinge, die sich in der Außenwelt, also außerhalb unseres Körpers abspielen, und die man mit den fünf Sinnen wahrnehmen kann (→ Inneres Erleben). *Beispiele:* Menschen, mit denen wir zusammen sind; Dinge, die wir sehen können; etc. (vgl. Kapitel 1.1).

Äußere Hindernisse
Situationen, die ein sinnerfülltes und lebendiges Leben schwer machen (→ Innere Hindernisse). *Beispiele:* Ein guter Freund sagt eine wichtige Verabredung ab; Tod einer geliebten Person; etc. (vgl. Kapitel 1.1).

Äußeres Verhalten
Handlungen oder Dinge, die wir tun und die von außen sichtbar sind. *Beispiel:* Verabredung treffen; in einen Bus einsteigen; Blickkontakt zu jemandem aufnehmen; etc. (vgl. Kapitel 2.1).

Aversive Wirkung
Erwartete unangenehme Wirkung einer Situation, die dazu führt, dass wir Handlungen wählen, die von dieser Situation wegführen (→ Appetitive Wirkung, → Bestrafung). *Beispiel:* Wenn ich einen Hund sehe und erwarte, dass er mich beißt, dann werde ich diesen Hund meiden (vgl. Kapitel 8.1).

Aversive Kontrolle des Verhaltens
Verhaltenssteuerung, die darauf ausgerichtet ist, dass man auf rigide Art und Weise versucht, aversives inneres und äußeres Erleben zu beeinflussen. *Beispiel:* Wenn ich um jeden Preis verhindern will, dass ein Hund mich beißt, dann werde ich alles tun, um Hunden aus dem Weg zu gehen, auch wenn das bedeutet, dass ich einen von mir geliebten Park nicht mehr aufsuchen kann (vgl. Kapitel 8.1).

Belohnung
Angenehme Erfahrung, die nach einem Verhalten auftritt, und dazu führt, dass die Wahrscheinlichkeit dieses Verhaltens steigt (→ Appetitive Wirkung, → Bestrafung). *Beispiel:* Wenn mir das Eis in einem bestimmten Café geschmeckt hat, dann werde ich dieses Café immer wieder aufsuchen (vgl. Kapitel 8.1).

Beobachtender Verstand
Der Teil des Verstandes, der einfach bemerkt und beobachtet, was gerade auf der Ebene des äußeren und inneren Erlebens passiert. Ermöglicht bewusste Entscheidungen für oder gegen ein bestimmtes Verhalten. Wird auch als „Innerer Beobachter" bezeichnet. *Beispiele:* Ich bemerke, dass mich jemand gerade forsch anspricht; ich bemerke, dass mich das wütend macht und ich am liebsten zurückschreien würde (vgl. Kapitel 1.2).

Bereitschaft
Synonym für Akzeptanz, welches betont, dass inneres Erleben manchmal nicht gewünscht ist und man in einer Haltung der Akzeptanz dieses innere Erleben annimmt, auch wenn man es sich nicht gewünscht hat (→ Akzeptanz). *Beispiel:* Ich finde es ganz furchtbar, was gerade passiert ist. Und ich bin bereit, die Gefühle zu erleben, die die Situation gerade in mir auslöst (vgl. Kapitel 4.5).

Bestrafung
Situation, die nach einem Verhalten auftritt und dazu führt, dass die Wahrscheinlichkeit dieses Verhaltens sinkt (→ Aversive Wirkung, → Belohnung). *Beispiel:* Wenn ich einen Hund streichele und von ihm gebissen werde, dann werde ich diesen Hund nicht mehr so gerne streicheln (vgl. Kapitel 8.1).

Defusion
Fertigkeit, sich aus der Verstrickung mit seinen Gedanken zu lösen und sie zu betrachten, ohne auf sie zu reagieren (→ Fusion). *Beispiel:* Ich nehme wahr, dass ich den Gedanken habe „Ich bin nichts wert" (vgl. Kapitel 5.1).

Engagiertes Handeln Fertigkeit, Handlungen zu vollziehen, die einen auch angesichts von äußeren oder inneren Hindernissen einem sinnerfüllten und lebendigen Leben näherbringen. *Beispiel:* Ich spiele mit meinen Kindern, auch wenn ich das Spiel manchmal langweilig finde, weil es mir wichtig ist, mit ihnen Zeit zu verbringen (vgl. Kapitel 1.1).

Fertigkeit Fähigkeit, die erlernt und trainiert werden kann; Fertigkeiten werden im Alltag bewusst oder auch unbewusst eingesetzt (→ Akzeptanz, → Defusion, → Engagiertes Handeln, → Hier und Jetzt, → Innerer Beobachter, → Werteklarheit) (vgl. Kapitel 3.1).

Fusion Mit seinen Gedanken verstrickt sein, diese wörtlich nehmen und sklavisch befolgen (→ Defusion). *Beispiel:* Mich besonders anstrengen, wenn mir der Gedanke kommt „Ich bin nichts wert" (vgl. Kapitel 5.1).

Grübeln Kreisende Gedanken, die sich mit der Frage beschäftigen, warum etwas so gekommen ist. *Beispiele:* Warum geht es mir so schlecht? Warum ist das bloß passiert? (vgl. Kapitel 2.3).

Handlung Eine beobachtbare Einheit des äußeren Verhaltens. *Beispiele:* Blickkontakt aufnehmen, jemanden ansprechen etc. (vgl. Kapitel 2.3).

Hier und Jetzt Fertigkeit des fortgesetzten, nicht bewertenden Wahrnehmens des inneren und äußeren Erlebens im gegenwärtigen Augenblick. *Beispiele:* Ich bemerke, dass ich gerade diesen Text lese; ich bemerke, dass meine Augen vom vielen Lesen müde sind; ich bemerke, dass ich neugierig bin und weiterlesen möchte (vgl. Kapitel 4).

Innerer Beobachter Fertigkeit, flexibel auf die Ebene des beobachtenden Verstandes zu wechseln (→ Beobachtender Verstand). *Beispiele:* Ich bemerke, dass es einen Teil von mir gibt, der gerade bemerkt, dass ich müde bin; ich bemerke, dass dieser Teil von mir die Entscheidung treffen kann, weiterzulesen oder das Buch beiseitezulegen (vgl. Kapitel 1.2 und Kapitel 4.1).

Inneres Erleben Erleben, welches man nicht von außen sehen kann. Dazu zählen beispielsweise Gedanken, Gefühle, Körperempfindungen, Erinnerungen, Bilder. *Beispiele:* Der Gedanke „Ich bin nichts wert"; Gefühle der Niedergeschlagenheit; Körperempfindungen wie ein Schweregefühl in der Brust (vgl. Kapitel 2.1).

Innere Hindernisse Belastendes bzw. schwieriges inneres Erleben, welches ein sinnerfülltes und lebendiges Leben schwer macht. *Beispiele:* Ängste, Grübeln, Traurigkeit, Wut, Schmerz etc. (vgl. Kapitel 1.1).

Inneres Monster Metapher für innere Hindernisse (→ Innere Hindernisse) (vgl. Kapitel 2.2).

Inneres Verhalten → Inneres Erleben (vgl. Kapitel 2.1).

Kampf mit dem Monster Metapher für das Ringen mit inneren Hindernissen, im äußeren Verhalten zeigt sich dies häufig in Form des Befolgens der Vorschläge des lösungsorientierten Verstandes (→ Lösungsorientierter Verstand). *Beispiele:* Kontrolle, Vermeidung, Selbstberuhigung etc. (vgl. Kapitel 2.3).

Kontrolle Handlung, die darauf ausgerichtet ist, das Auftreten eines befürchteten Ereignisses zu verhindern (→ Kampf mit dem Monster). *Beispiel:* Alle Eventualitäten durchdenken, damit auch ja nichts schief geht (vgl. Kapitel 2.3).

Kontext Rahmenbedingungen, die beeinflussen, welche Wirkung eine Situation oder eine Handlung hat. *Beispiel:* Sonnenuntergang ist entspannend, wenn er mich an Urlaub erinnert; der Sonnenuntergang kann aber auch sehr traurig machen, wenn er mich an einen lieben Menschen erinnert, der mich verlassen hat und mit dem ich früher so gerne den Sonnenuntergang betrachtet habe (vgl. Kapitel 8.2).

Leid, das Kreise zieht Leid, welches entsteht, wenn man rigiden Mustern folgt (→ Natürliches Leid). *Beispiel:* Nach dem Schmerz der Trennung von einem lieben Menschen werde ich einsam, weil ich alle Freunde meide, die mich an diesen lieben Menschen erinnern (vgl. Kapitel 2.4).

Lebendiges Leben Leben, welches offen für das ist, was man im Augenblick erlebt, und zu spüren, was einen einem sinnerfüllten Leben näherbringen kann. *Beispiel:* Freunde besuchen und dabei die Freude erleben, diese Freunde wiederzusehen, und gleichzeitig vielleicht zu spüren, dass man unsicher ist, ob sie einen noch mögen (vgl. Kapitel 1.1).

Lösungsorientierter Verstand
Der Funktionsmodus des Verstandes, der auf möglichst schnelle und effiziente Bewältigung von äußeren oder inneren Hindernissen ausgerichtet ist. Gibt Lösungsvorschläge, die oft, aber nicht immer hilfreich sind (→ Beobachtender Verstand, → Kampf mit dem Monster). *Beispiele:* Gehe Dingen aus dem Weg, die dich traurig machen; zeige niemandem, dass du Angst hast; etc. (vgl. Kapitel 1.2).

Metapher
Sprachbild, welches einem hilft, abstrakte Konzepte auf bildlicher Ebene zu verstehen. *Beispiel:* Mit den Werten ist es wie mit den Sternen am Himmel, sie geben uns Orientierung, ohne dass wir sie jemals ganz erreichen könnten.

Natürliches Leid
Belastendes inneres Erleben, welches bei Kontakt mit inneren oder äußeren Hindernissen unweigerlich auftritt (→ Leid, das Kreise zieht). *Beispiel:* Schmerz bei der Trennung von einem geliebten Menschen (vgl. Kapitel 2.4).

Rigides Muster
Das Verhalten wird an der Vermeidung und Kontrolle des belastenden inneren Erlebens ausgerichtet und nicht an einem sinnerfüllten und lebendigen Leben (→ Aversive Kontrolle des Verhaltens). *Beispiel:* Wenn es irgendwie geht, vermeide ich aus Angst, dass mich jemand kritisch anschauen könnte, den Blickkontakt (vgl. Kapitel 2.3).

Selbstberuhigung
Handlungen, die darauf ausgerichtet sind, durch das Aufsuchen einer bestimmten Situation unangenehmes inneres Erleben zu reduzieren (→ Kampf mit dem Monster). *Beispiele:* Alkohol trinken, mit dem Smartphone spielen usw. (vgl. Kapitel 2.3).

Sinnerfülltes Leben
Leben, welches an dem, was einem persönlich wichtig ist, orientiert ist. Wird auch als werteorientiertes Leben bezeichnet. *Beispiel:* Leben mit meiner Familie, weil mir Sorge für andere und Nähe zu mir vertrauten Menschen wichtig ist – selbst dann, wenn es manchmal mit den anderen Familienmitgliedern nicht leicht ist (vgl. Kapitel 1.1).

Sorgen
Kreisende Gedanken, die sich damit beschäftigen, was passieren könnte. *Beispiele:* „Was, wenn dieses Kribbeln Ausdruck einer ernsten Erkrankung ist?“ „Was wenn meine Tochter heute Abend nicht pünktlich nach Hause kommt und ihr etwas Schlimmes zustößt?“ (vgl. Kapitel 2.3).

Situation
→ Äußeres Erleben

Übung Dinge, die man tut, um Fertigkeiten zu lernen. *Beispiel:* Atemübung zur Stärkung der Fertigkeit, im Hier und Jetzt zu sein (vgl. Kapitel 3.1).

Verhalten Verhalten kann in inneres Verhalten (im Buch wird meist von „innerem Erleben" gesprochen) und äußeres Verhalten eingeteilt werden (→ Inneres Verhalten, → Äußeres Verhalten).

Vermeidung Handlung, die darauf aufgerichtet ist, durch Verlassen oder Nichtaufsuchen einer Situation unangenehmes inneres Erleben zu reduzieren bzw. dessen Eintreten zu verhindern (→ Kampf mit dem Monster). *Beispiele:* Nicht einkaufen gehen, um eine Panikattacke zu verhindern; Freunde nicht anrufen, um auf gar keinen Fall enttäuscht zu werden (vgl. Kapitel 2.3 und Kapitel 8.1).

Vermeidungsmuster → Rigides Muster (vgl. Kapitel 2.3).

Verstand Der Teil von uns, der uns helfen will, unsere äußeren und inneren Erfahrungen zu verarbeiten und unser Verhalten zu planen. Der Verstand kann nützlich sein, aber eine Quelle von Leid (→ Lösungsorientierter Verstand, → Beobachtender Verstand) (vgl. Kapitel 1.2).

Verstärkung Jegliche Wirkung eines Verhaltens, die dazu führt, dass die Wahrscheinlichkeit dieses Verhaltens steigt (→ Belohnung). *Beispiel:* Wenn ich im Supermarkt eine Panikattacke erlebe und diese nach dem Verlassen des Marktes besser wird, dann werde ich bei Auftreten von Panik wieder die Flucht wählen (vgl. Kapitel 2.3 und Kapitel 8.1).

Verstrickung im Kampf mit dem Inneren Monster Metapher für „Rigides Muster" (vgl. Kapitel 2.3).

Werte Eigenschaften von Handlungen, welche ein sinnerfülltes Leben ermöglichen. *Beispiele:* spontan sein, fürsorglich sein, bewusst genießen usw. (vgl. Kapitel 1.1).

Werteklarheit Fertigkeit, sich der eigenen Werte bewusst zu sein (→ Werte) (vgl. Kapitel 1.1).

Wirkung Inneres oder äußeres Erleben, welches auf eine Handlung oder eine Situation folgt (→ Appetitive Wirkung, → Aversive Wirkung).

Hinweise zu den Online-Materialien

Sie können die in diesem Buch erwähnten vier Audiodateien über unsere Internetseite abrufen und herunterladen. Nutzen Sie dazu bitte den Link hgf.io/download und melden Sie sich nach den dort beschriebenen Schritten an. Wenn Sie nach der Registrierung den Code **B-TY5TDH** unter „Mein Konto → Zusatzmaterialien" im Eingabefeld einfügen, werden Sie automatisch in den Downloadbereich weitergeleitet und können die Materialien zum Buch herunterladen. Um die Materialien dauerhaft im direkten Zugriff zu haben, empfehlen wir Ihnen, sich die gesamten Materialien herunterzuladen und auf dem eigenen Rechner zu speichern.

Folgende Materialien stehen zum Download bereit:

- Audiodatei 1: Atemübung
- Audiodatei 2: Anker werfen
- Audiodatei 3: Meine Gedanken haben eine Geschichte
- Audiodatei 4: Erleben, worauf es mir im Leben ankommt

Arbeitsblätter

Arbeitsblatt: Was mir mein Verstand erzählt **1**

Notieren Sie hier die wichtigsten Punkte aus der Übung. Schreiben Sie jeweils in einem Satz auf, was Ihnen bei der jeweiligen Frage durch den Kopf gegangen ist.

1. Welche Aktivität haben Sie sich in dieser Übung vorgestellt, was wollten Sie mit der Person unternehmen? Wer war an dieser Aktivität beteiligt oder anderes gesagt, mit welcher Person waren Sie in Ihrer Vorstellung verabredet?

   ____

   ____

   ____

   ____

   ____

2. Als Sie nun die Absage erhielten, wie sah es da in Ihnen aus, was ging in Ihnen vor?

   Gefühle: ______________________________

   Körperempfindungen: ________________________

   Gedanken: _____________________________

   Bilder: _______________________________

   Erinnerungen: ___________________________

3. Was hätten Sie in dieser Situation spontan am liebsten gesagt oder getan?

   ____

   ____

   ____

   ____

   ____

Arbeitsblatt: Mein inneres Monster 2

1. Notieren Sie fünf wichtige Gedanken, Gefühle, Bilder oder Körperempfindungen, die Sie in Ihrem Leben gut kennen.
2. Überlegen Sie dann, wie häufig dieses innere Erleben bei Ihnen auftritt. Notieren Sie die Häufigkeit und nutzen Sie dazu die folgende Einteilung: 0 = fast nie; 5 = fast jeden Tag; 10 = fast durchgehend.
3. Wie stark fühlen Sie sich durch dieses innere Erleben eingeschränkt? Notieren Sie auch die erlebte Einschränkung und nutzen Sie dazu die folgende Einteilung: 0 = fast gar nicht eingeschränkt; 5 = behindert mich bei wichtigen Dingen; 10 = behindert mich fast bei allem.

Gedanken/Gefühle/Bilder/ Körperempfindungen	Häufigkeit (0–10)	Einschränkung (0–10)
______________________	__________	__________
______________________	__________	__________
______________________	__________	__________
______________________	__________	__________
______________________	__________	__________

Arbeitsblatt: Der Kampf mit meinem inneren Monster 3

1. Notieren Sie auf diesem Arbeitsblatt fünf Dinge, die Sie häufig tun, wenn Sie Ihr inneres Erleben belastet.
2. Überlegen Sie dann, wie häufig Sie versuchen, das innere Monster auf diese Art und Weise zu bekämpfen oder ihm aus dem Weg zu gehen. Notieren Sie die Häufigkeit und nutzen Sie dazu die folgende Einteilung: 0 = fast nie; 5 = fast jeden Tag; 10 = fast durchgehend.
3. Wie stark fühlen Sie sich dadurch eingeschränkt? Notieren Sie auch die erlebte Einschränkung und nutzen Sie dazu die folgende Einteilung: 0 = fast gar nicht eingeschränkt; 5 = behindert mich bei wichtigen Dingen; 10 = behindert mich fast bei allem.

Gedanken/Gefühle/Bilder/ Körperempfindungen	Häufigkeit (0–10)	Einschränkung (0–10)
______________________	__________	__________
______________________	__________	__________
______________________	__________	__________
______________________	__________	__________
______________________	__________	__________

Arbeitsblatt: Wie das Leid bei mir Kreise zieht **4**

1. Mein inneres Monster: Bei meinem belastenden *inneren Erleben* (Gedanken, Gefühle, Körperempfindungen, Bilder, Erinnerungen) steht gerade Folgendes im Mittelpunkt (vgl. auch Arbeitsblatt 2):

   ____

   ____

   ____

   ____

2. Der Kampf mit dem inneren Monster: Auf folgende *Verhaltensweisen* greife ich zurzeit immer wieder zurück (vgl. auch den Kasten „Der Kampf mit dem inneren Monster – Beispiele für Verhalten, in das man sich verstricken kann" auf Seite 31). Sie sind zu meinem Vermeidungsmuster geworden.

   Denkstrategien (oder „inneres Verhalten"): ________________

   ____

   ____

   ____

   Konkrete Handlungen (oder „äußeres Verhalten"): ____________

   ____

   ____

   ____

3. Hat dieses *Verhalten* eine *kurzfristig erleichternde Wirkung* auf mein belastendes inneres Erleben? Wenn ja, welche?

   ____

   ____

   ____

   ____

Arbeitsblatt: Wie das Leid bei mir Kreise zieht (Forts.) 4

4. Und *langfristig?* Kommt das belastende innere Erleben wieder? Oder hilft dieses Verhalten, dass dieses Erleben dauerhaft weniger wird?

____

____

____

____

5. Welche *Auswirkungen* hat dieses Verhalten auf meine Fähigkeit, das Leben zu führen, welches ich gerne führen möchte?

____

____

____

____

6. Bin ich *bereit,* einige dieser Verhaltensweisen aufzugeben und einen anderen Umgang mit dem belastenden inneren Erleben zu versuchen?

____

____

____

____

Arbeitsblatt: Die Macht meines inneren Erlebens – meine Tagebuchkarte 5

Was ist Ihnen heute wichtig? Wie möchten Sie gerne heute zu sich selbst und zu anderen sein? Dokumentieren Sie in diesem Arbeitsblatt, welche Macht Ihr inneres Erleben gerade darauf hat, ob Sie das tun, was Ihnen wichtig ist. Vergeben Sie für die Stärke des Einflusses eine Zahl von 0 bis 10 und notieren Sie diese in Spalte 3 bzw. 5:

0 = „Ich bin ganz flexibel, ich merke, was mir in diesem Augenblick wichtig ist; ich kann danach handeln, auch wenn ich das belastende Erleben wahrnehme."

10 = „Ich bin nicht flexibel, mein ganzes Denken und Handeln ist darauf ausgerichtet, das belastende innere Erleben loszuwerden."

Füllen Sie diese Tagebuchkarten mehrfach am Tag aus oder nutzen Sie sie im Zusammenhang mit verschiedenen Übungen (z. B. der „Anker werfen"-Übung). Kopieren Sie das Arbeitsblatt daher am besten einige Male, damit Sie es immer wieder neu ausfüllen können.

Uhrzeit	Mein inneres Erleben in diesem Augenblick	Macht, die mein inneres Erleben gerade hat	Fertigkeit, die ich jetzt einsetze[1]	Macht, die mein inneres Erleben danach hat

1 Beispiele hierzu finden Sie bei der Übung „Anker werfen" im Kapitel 4.4 oder bei „Arbeitsblatt 6: Gedanken loslassen im Alltag üben" im Kapitel 5.4.

Arbeitsblatt: Gedanken loslassen im Alltag üben **6**

Notieren Sie, welche dieser Möglichkeiten Sie in den kommenden Tagen einmal ausprobieren wollen.	**Werde ich ausprobieren**
Sich beim Verstand bedanken („Danke, lieber Verstand, für diesen Vorschlag“)	☐
Sich vorstellen, der Gedanke wäre ein Radio („Mein Verstand spielt wieder die Sendung mit Susi Sorgenvoll“).	☐
Dem Verstand einen Namen geben (z. B. „Besserwisser“). Am besten klappt das, wenn der Name gut zu dem passt, was Ihr Verstand oft macht.	☐
Sich an die „Meine Gedanken haben eine Geschichte“-Übung auf Seite 75 erinnern, bei der es um eine Erinnerung an einen Gedanken ging, der einen schon sehr lange begleitet („Da ist wieder dieser Gedanke, den ich schon sehr lange kenne“).	☐
Sich vorstellen, der Gedanke wäre ein aufgeregt piepender, ängstlicher Vogel, den man ganz sanft in der Hand hält, bis er sich beruhigt hat.	☐
Den Gedanken aufschreiben, anschauen und den Zettel einstecken, um sich daran zu erinnern („Der Gedanke ist bei mir, ich muss aber nicht auf ihn reagieren“).	☐
Mit dem Verstand gnädig sein („Danke, lieber Verstand, dass du versuchst, für mich zu sorgen. Ich sorge gerade aber ganz gut für mich selber“).	☐
Sich vorstellen, der Gedanke sei eine Wolke oder ein Blatt auf einem Bachlauf, und neugierig beobachten, wie dieser Gedanke vorbeizieht oder auch bleibt.	☐
Den Gedanken 30 Sekunden lang wie in der „Milch“-Übung auf Seite 69 wiederholen („Wertlos, wertlos, wertlos, wertlos, wertlos, wertlos, ...“).	☐

Arbeitsblatt: Was mir persönlich wichtig ist **7**

Um herauszufinden, was Ihnen persönlich wichtig ist, können Sie sich zunächst die folgenden Fragen stellen:

- Wie möchte ich mit mir selbst umgehen?
- Wie möchte ich mit Menschen umgehen, die mir am Herzen liegen?
- Wie möchte ich mit Dingen umgehen, die mir wichtig sind?

Die Fragen könnte man beispielsweise folgendermaßen beantworten:

- „Ich möchte sorgsam auf meine Bedürfnisse achten."
- „Ich möchte liebevoll mit meinen Kindern umgehen."
- „Ich möchte aufmerksam meiner Lieblingsmusik lauschen."

Versuchen Sie jetzt, Ihre eigenen Antworten zu finden. Die Antworten müssen noch nicht endgültig sein, sie können sich auch immer wieder ändern. Es geht im Moment nur darum, erste Gedanken zu diesen Fragen zu notieren.

Wie möchte ich mit mir selbst umgehen?

____

____

____

Wie möchte ich mit Menschen umgehen, die mir am Herzen liegen?

____

____

____

Wie möchte ich mit Dingen umgehen, die mir wichtig sind?

____

____

____

Arbeitsblatt: Was liegt mir am Herzen? 8

Welche Lebensbereiche sind mir wichtig?		Wie möchte ich mein Leben in diesem Bereich gestalten? (Werte)	Wie kann das konkret aussehen? Welche Schritte kann ich tun, um ein sinnerfülltes Leben zu führen? (Handlungen)
Beruf/ Ausbildung	Aufgaben		
	Kollegen		
	Vorgesetzte		
	...		
Freizeit	Erholung		
	Hobbys		
	Vergnügen		
	...		

Arbeitsblatt: Was liegt mir am Herzen? (Forts.) 8

Persönliches Wachstum/ Gesundheit	Bewegung		
	Ernährung		
	Spiritualität		
	…		
Beziehungen	Partner-schaft		
	Familie		
	Freunde		
	…		

Arbeitsblatt: Wie möchte ich mein Leben gestalten? 9

Wie möchte ich sein? (Werte)	Wie kann das konkret aussehen? Welche Schritte kann ich tun, um ein sinnerfülltes Leben zu führen? (Handlungen)
fair	• Nicht mehr von anderen fordern, als ich von mir fordere. • Etwas zurückgeben, wenn ich von anderen etwas bekommen habe. • ____________ • ____________ • ____________
flexibel	• Mich auf die Sichtweisen anderer einlassen. • Etwas beibehalten, auch wenn es nicht wie erwartet läuft. • ____________ • ____________ • ____________
authentisch	• Sagen, was ich denke. • Auch zeigen, wenn mir etwas nicht gefällt. • ____________ • ____________ • ____________
humorvoll	• Nicht alles auf die Goldwaage legen. • Einen Spaß machen. • ____________ • ____________ • ____________

Arbeitsblatt: Wie möchte ich mein Leben gestalten? (Forts.) 9

durchsetzungs-fähig	• Etwas einfordern, was ich möchte. • Mich für Dinge engagieren, die mir sehr wichtig sind. • ______ • ______ • ______
abenteuerlustig	• Auf Felsen klettern und den Nervenkitzel dabei spüren. • Eine Stadt erkunden und auch in unbekannten Ecken stöbern. • ______ • ______ • ______
neugierig	• Unbekannte Dinge kennenlernen. • Etwas auch mal ohne perfekte Vorbereitung machen. • ______ • ______ • ______
kreativ	• Etwas von Hand gestalten und entstehen sehen. • Mir etwas Ausgefallenes kochen. • ______ • ______ • ______

Arbeitsblatt: Wie möchte ich mein Leben gestalten? (Forts.) 9

genussvoll	• Mir für den Anblick des Gartens Zeit nehmen. • Mich daran freuen, wenn mir jemand den Tisch schön gedeckt hat. • __________ • __________ • __________
verlässlich	• Gemachte Verabredungen einhalten. • Eine Aufgabe erledigen. • __________ • __________ • __________
kompetent	• Kontinuierlich meine Kochkünste verbessern. • Anderen zeigen, was ich gut kann. • __________ • __________ • __________
ausdauernd	• Mich einmal am Tag auspowern. • Regelmäßig spazieren gehen. • __________ • __________ • __________

Arbeitsblatt: Wie möchte ich mein Leben gestalten? (Forts.)

9

ordentlich	• Feste Mahlzeiten einhalten. • Eine Aufgabe zu Ende bringen. • __________ • __________ • __________
unabhängig	• Etwas auf meine Art und Weise tun. • Eine Aktivität ganz für mich alleine tun. • __________ • __________ • __________
fürsorglich	• Mich verwöhnen oder beschützen lassen. • Zuhören, wenn jemand traurig ist. • __________ • __________ • __________
großzügig	• Etwas beitragen, ohne darauf zu schauen, was ich zurückbekomme. • Dem anderen seine Sichtweise lassen. • __________ • __________ • __________

Arbeitsblatt: Wie möchte ich mein Leben gestalten? (Forts.) 9

liebevoll	• Darauf achten, was die andere Person angenehm findet. • Mich auf körperliche Nähe einlassen. • ________ • ________ • ________
kooperativ	• Anderen entgegenkommen. • Mit anpacken, wenn meine Hilfe gebraucht wird. • ________ • ________ • ________
gesellig	• Mitmachen, weil mir die anderen wichtig sind. • Gemeinsam ein Spiel spielen. • ________ • ________ • ________
offen	• Etwas von mir preisgeben. • Interesse an den Vorlieben des anderen zeigen. • ________ • ________ • ________

Arbeitsblatt: Zielscheibe der wichtigen Dinge in meinen Leben **10**

1. Bitte tragen Sie an den Rändern der Zielscheibe zunächst vier Lebensbereiche ein, welche Ihnen besonders am Herzen liegen (z.B. Partnerschaft, Kinder, Gesundheit, Freunde, Freizeit, Beruf/Ausbildung, persönliches Wachstum, Spiritualität).

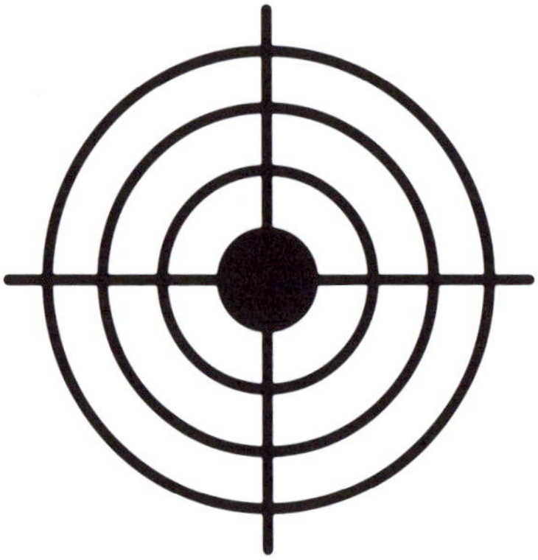

2. Überlegen Sie dann, wie Sie in diesem Lebensbereich gerne sein möchten (z.B. „Liebevoll mit meiner Partnerin sein").

3. Kreuzen Sie dann auf der Zielscheibe an, wo Sie aktuell in Bezug auf den jeweiligen Lebensbereich stehen.
   - Machen Sie Ihr Kreuz ganz in der Mitte, wenn Sie der Meinung sind, dass Sie in diesem Lebensbereich genau so handeln, wie Sie es möchten („Ich sage ihr liebevoll Guten Morgen"; „Ich nehme sie gelegentlich in den Arm"; „Ich respektiere, wenn sie einmal Zeit für sich braucht"; usw.). In diesem Fall haben Sie also in diesem Lebensbereich gerade einen Volltreffer gelandet, Sie leben in diesem Lebensbereich genau so, wie Sie leben wollen.
   - Machen Sie dagegen das Kreuz an den äußeren Rand, wenn Sie den Eindruck haben, dass Sie in diesem Lebensbereich überhaupt nicht so handeln, wie Sie es eigentlich möchten („Ich gehe ihr meist aus dem Weg"; „Ich rede nur das nötigste mit ihr"; „Ich reagiere genervt, wenn sie etwas von mir will"; usw.).

Arbeitsblatt: Ein Schritt weiter in Richtung Volltreffer — 11

Überlegen Sie sich, in welchem Lebensbereich Sie in dieser Woche einen Schritt in Richtung Volltreffer machen möchten. Welchen Wert möchten Sie in dieser Woche stärker in Ihrem Leben verankern?

____

____

____

Wie könnte dieser Schritt konkret aussehen? Welche zu diesem Wert passende Handlung könnten Sie sich für die kommende Woche vornehmen?

____

____

____

Wie wahrscheinlich ist es, dass Sie diese Handlung umsetzen werden? Geben Sie einen Wert zwischen 0 und 10 an (0 = Mache ich auf gar keinen Fall; 10 = Probiere ich auf jeden Fall, egal welche inneren Hindernisse auftauchen).

____

Wenn Sie die Wahrscheinlichkeit der Umsetzung kleiner als 7 einschätzen: Wie könnten Sie den Schritt in Richtung Volltreffer kleiner gestalten? Welche Handlung werden Sie vermutlich umsetzen, egal welche inneren Hindernisse auftauchen?

____

____

____

Arbeitsblatt: Würzen und Schmecken 12

An welchem Wert will ich mein Leben in dieser Woche orientieren?

___

Was könnte ich tun, um mein Leben in dieser Woche mit diesem Wert zu „würzen"?

___

Datum	**Welchen Schritt habe ich getan? *Würzen* bedeutet, dass auch kleine Schritte zählen!**	***Schmecken:* Hat mich dieser kleine Schritt dem Leben, das ich führen möchte, nähergebracht?**